世界の
インパクトファクターを決める
トムソン・ロイター社が
選出

歯科衛生士のためのペリオ・インプラント
重要12キーワード ベスト240論文

Q&Aで深める歯科衛生士臨床

監修 和泉雄一／佐藤秀一
著者 岩野義弘／髙山忠裕／武田朋子／松浦孝典／水谷幸嗣／村上惠子

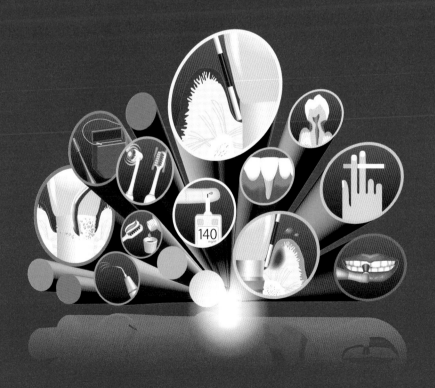

クインテッセンス出版株式会社　2017
QUINTESSENCE PUBLISHING

Berlin, Barcelona, Chicago, Istanbul, London, Milan, Moscow, New Delhi, Paris, Prague, São Paulo, Seoul, Singapore, Tokyo, Warsaw

序文

　わが国は、高い教育・経済水準、保健・医療水準に支えられ、2007年に「超高齢社会」に突入し世界でも有数の長寿国となっています。一方で、結婚や出産年齢が年々高まり、少子化も深刻化しつつあります。このように急速な少子高齢化社会の到来を迎え、健康で長生きを喜べる社会、すなわち健康長寿社会の実現が大きな課題となっています。その中で、口腔の健康管理が生涯に渡り快適な生活を送るための鍵となり、歯科界に大きな期待が寄せられています。特に口腔と全身との関連性が科学的に追求され、歯周病が全身疾患の重要なリスクファクターになっていることが次第に明らかにされています。現在、歯周病と心血管疾患、糖尿病、関節リウマチ、アルツハイマーなどの全身疾患や早産・低体重児出産との関係が世界中で精力的に研究されています。また近年ではインプラント周囲疾患も大きな問題となり、研究が進んでいます。

　世界中で鋭意研究が進められている中、自己研鑽が必要とはいえ、膨大な研究から生まれた学術文献をすべて把握することは、かなりの労力を割くことになり困難を極めます。その中で効率的・効果的に知識を身につける方法の1つとして、多くの臨床や研究に影響を与えている論文（よく引用される論文）を読む方法があります。トムソン・ロイター社（現クラリベイト・アナリティクス社）が提供してきたオンラインの学術データベースである Web of Science™ は、この被引用数の検索に長けています。また被引用数はインパクトファクターを決める指標の1つとしても知られています。

　これまでにクインテッセンス出版からトムソン・ロイターシリーズとして、8つの分野で Web of Science™ を活用してインパクトのある論文がまとめられ、出版されました。本書は、このシリーズで初めて歯科衛生士向けに編集されたものです。内容は歯科衛生士が日常の臨床で主に携わる歯周病、インプラント周囲疾患に関連する重要な12項目です。前半では各項目の検索キーワードを定め、影響力の大きい・知っておくべき論文を被引用数から順位付けしました。上位論文ではシンプルで見やすい構造化抄録の形式にまとめ、ポイントを理解しやすいようにイラストと臨床での活用法を載せました。そして後半では各キーワードに関連する日常臨床での疑問への答え・手助けとして Q&A 方式でまとめました。また、臨床指標や統計用語の解説も簡潔にまとめ記載しました。

　本書が読者の皆様の知識をアップグレードし、日々の診療に取り入れ、実践し、患者さんに還元されることを心より祈っています。

平成29年10月吉日
監修　和泉雄一、佐藤秀一

Preface

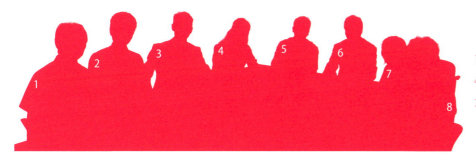

1 Dr. Takayama   2 Dr. Iwano   3 Dr. Mizutani
4 Dr. Takeda   5 Dr. Sato   6 Dr. Izumi
7 DH Murakami   8 Dr. Matsuura

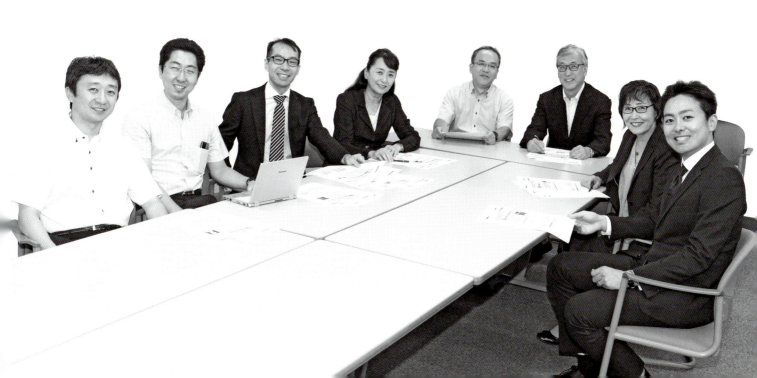

Contents

重要12キーワード — 15

1. Probing — 16
   プロービング

2. Electric (Powered) toothbrush — 26
   電動歯ブラシ

3. Inter dental cleaning — 36
   歯間部清掃

4. Dentifrice / Mouthrinse — 46
   歯磨剤・洗口剤

5. Hand scaling — 56
   手用スケーリング

6. Ultrasonic scaling — 66
   超音波スケーリング

7. Gingival recession — 76
   歯肉退縮

8. Root caries — 86
   根面う蝕

9. Smoking — 96
   喫煙

10. Diabetes — 106
    糖尿病

11. Peri-implant mucositis — 116
    インプラント周囲粘膜炎

12. Supportive periodontal therapy — 126
    サポーティブ・ペリオドンタル・セラピー

Contents

Q&A で深める歯科衛生士臨床 —— 136

- **Q1** プロービングは何歳から行いますか？ —— 138
- **Q2** スケーリング・ルートプレーニング（SRP）後のプロービングは、いつからできますか？ —— 139
- **Q3** 電動歯ブラシを使用すると、手用歯ブラシよりプラークコントロールが良くなりますか？ —— 140
- **Q4** どのタイプの電動歯ブラシがおすすめですか？使用法や注意点も教えてください。 —— 141
- **Q5** タフトブラシ（ワンタフト、ペリオブラシなど）はどのようなところに使用するのでしょうか？ —— 142
- **Q6** ワックスフロスとアンワックスフロス、歯間ブラシなどの歯間部におけるプラーク除去効果に違いはありますか？ —— 143
- **Q7** インプラントが埋入されている患者に、フッ化物配合歯磨剤を使用することは問題ないですか？ —— 144
- **Q8** 歯周外科手術後、手術部位の口腔ケアはどのようにしたらよいでしょうか？ —— 145
- **Q9** 全身疾患がある患者に、SRPを行ってもよいのでしょうか？ —— 146
- **Q10** 超音波スケーラーと手用スケーラーではどちらが根分岐部に到達させやすいですか？ —— 147
- **Q11** 超音波スケーラーは、根面や補綴物を傷つけませんか？ —— 148
- **Q12** 超音波スケーラーとエアスケーラーはどのような違いがありますか？ —— 149

Contents

Q13 歯間ブラシを使うことで歯間乳頭の歯肉退縮は生じますか？ — 150

Q14 ブラッシング方法を改善すると歯肉退縮は改善しますか？ — 151

Q15 なぜ歯周治療後に根面う蝕が増えるのですか？ — 152

Q16 フッ化物歯面塗布することで根面う蝕は予防できますか？ — 153

Q17 歯科医院でできる禁煙支援にはどのようなものがありますか？ — 154

Q18 禁煙支援に成功しないと、歯周治療はうまくいかないのでしょうか？ — 155

Q19 糖尿病患者の歯周治療では、どのようなことに気をつけるとよいですか？ — 156

Q20 糖尿病の方のリコール間隔は、短く設定するべきでしょうか？ — 157

Q21 インプラント周囲にプロービングしてもよいのでしょうか？ — 158

Q22 インプラント周囲粘膜炎のわかりやすい徴候はありますか？ — 159

Q23 妊婦患者のサポーティブ・ペリオドンタル・セラピーでは、どのようなことに注意したらよいですか？ — 160

Q24 リコール間隔は何を基準に決定しますか？ — 161

Q25 歯周病の原因としてどんな細菌が関与していますか？ — 162

Q26 医療機器や器具の滅菌・消毒法に基準はありますか？ — 163

監修・著者および訳者一覧

監修
五十音順、敬称略

和泉雄一　Yuichi Izumi　東京医科歯科大学大学院医歯学総合研究科歯周病学分野・教授
佐藤秀一　Shuichi Sato　日本大学教授・歯学部歯科保存学第Ⅲ講座

著者
五十音順、敬称略

岩野義弘　Yoshihiro Iwano　東京都開業、岩野歯科クリニック
髙山忠裕　Tadahiro Takayama　日本大学歯学部歯科保存学第Ⅲ講座・助教
武田朋子　Tomoko Takeda　東京都開業、ともこデンタルクリニック
松浦孝典　Takanori Matsuura　東京医科歯科大学歯学部附属病院・歯周病外来・医員
水谷幸嗣　Koji Mizutani　東京医科歯科大学大学院医歯学総合研究科歯周病学分野・助教
村上惠子　Keiko Murakami　村上歯科医院・歯科衛生士

訳者
五十音順、敬称略

城戸大輔　Daisuke Kido　東京医科歯科大学大学院医歯学総合研究科歯周病学分野
好士亮介　Ryosuke Koshi　日本大学歯学部歯科保存学第Ⅲ講座・助教
駒崎利奈　Rina Komazaki　東京医科歯科大学大学院医歯学総合研究科歯周病学分野
高野麻由子　Mayuko Takano　日本大学歯学部歯科保存学第Ⅲ講座・専修医
武田浩平　Kohei Takeda　東京医科歯科大学大学院医歯学総合研究科歯周病学分野
野田昌宏　Masahiro Noda　東京医科歯科大学大学院医歯学総合研究科歯周病学分野
蓮池 聡　Akira Hasuike　日本大学歯学部歯科保存学第Ⅲ講座・助教
福場駿介　Shunsuke Fukuba　東京医科歯科大学大学院医歯学総合研究科歯周病学分野
三上理沙子　Risako Mikami　東京医科歯科大学大学院医歯学総合研究科歯周病学分野

本書の見方

概要

インパクトファクターの決定やノーベル賞の受賞者予測で知られるクラリベイト・アナリティクス社のWeb of Science™を利用し、ペリオ・インプラント関連の歯科衛生士臨床において重要な12キーワードで論文検索を行った。

本書は、検索結果を被引用件数順に並び替え、上位20件を列記した。さらに20論文を編集委員会にて吟味し、キーワードに照らして臨床における関連性・重要性・有益性の特に高い4論文は構造化抄録を、次いで高い4論文については抄録訳を掲載した。

加えて歯科衛生士臨床において頻出と思われる臨床上の疑問に対し、エビデンスで答えるQ&Aを添付した。

用語解説

① 検索キーワード

Web of Science™上にて検索に用いたキーワード。カテゴリーを選択(タイトルもしくはトピック)して検索する。"AND"でキーワードの重複論文が、"OR"でいずれかに該当する論文が、また"NOT"でそのキーワードを含まない論文が選択される。

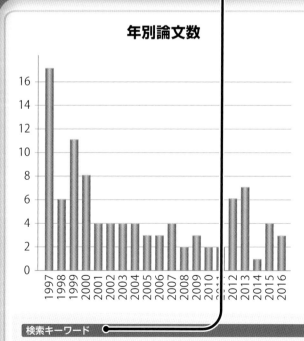

検索キーワード
タイトル：(probing) AND タイトル：(periodontitis OR periodontal OR implant) NOT タイトル：(DNA) NOT タイトル：(RNA) NOT タイトル：(TaqMan) NOT タイトル：(bleeding)

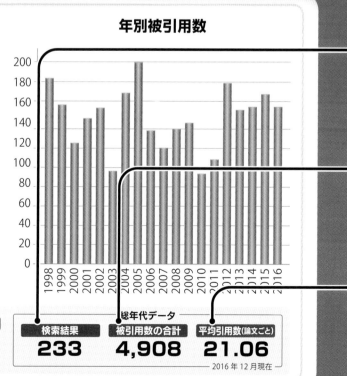

年別論文数 / 年別被引用数

総年代データ
検索結果 233
被引用数の合計 4,908
平均引用数(論文ごと) 21.06

2016年12月現在

トムソン・ロイターが選んだベスト**20**論文

	タイトル・和訳	2013年	2014年	2015年	2016年	合計引用数	平均引用数（1年ごと）
引用数 **1位**	Listgarten MA. Periodontal probing: what does it mean? J Clin Periodontol 1980；7（3）：165-176. 歯周プロービング：それは何を意味するのか？	2	4	3	7	243	6.57
引用数 **2位**	van der Velden U. Probing force and the relationship of the probe tip to the periodontal tissues. J Clin Periodontol 1979；6（2）：106-114. プロービング圧と歯周組織に対する歯周プローブ先端の位置の関連性	4	2	3	2	185	4.87

⑤ 合計引用数
各論文が発表されてから2016年12月までの被引用数の合計

② 検索結果
キーワードを基に検索された総論文数

⑥ 平均引用数（1年ごと）
各論文の1年あたりの被引用数
（⑤÷論文発表後経過年数）

③ 被引用数の合計
②で検索された総論文の被引用数の合計

④ 平均引用数（論文ごと）
該当キーワードにおける1論文あたりの平均引用数（③を②で割ったもの）

本書の理解を深めるための用語解説

エビデンスレベル 「エビデンス」とは診療行為に対する「科学的根拠」のことであり、主に研究者の研究論文という形で公表され、その信用度をランクづけしたものを「エビデンスレベル」という。このランキングは信用度の高いレベル1から信用度の低いレベル6に分けられている。

RCT：ランダム化比較試験 患者群をランダム(無作為)にテスト群とコントロール群に分け、問題となっている変数／アウトカムについて追跡する方法。

分析疫学的研究 疾病にかかわる原因と結果の因果関係を明らかにするときの疫学研究における研究デザインの1つ。目的は仮説で設定された要因と、ある現象の発生との関係を明らかにすること。

エビデンスレベル（ピラミッド図）
- SR・MA
- RCT
- nRCT
- 分析疫学的研究
- 記述研究
- 私的な意見

SR：システマティックレビュー ある特定のトピック(話題)について、医学文献を系統的に検索し、吟味し、要約した論文のこと。

MA：メタアナリシス 結果を要約するために定量方法を用いるシステマティックレビューのこと。統計的解析手法のみを意味するという見解もある。

nRCT：非ランダム化比較試験 テスト群とコントロール群の2つに分ける際、ランダム(無作為)化の手法を用いずに振り分け比較を行う研究を指す。

私的な意見 批判的吟味をともなわない専門委員会や権威者の意見。

記述研究 研究デザインの1つで、目的はデータを収集し、ある現象の因果に関する疫学的仮説を設定すること。症例報告やケース・シリーズ。

アウトカム その研究の目的で、知りたい評価項目。患者さんも実感しやすい真のアウトカム(歯の生存、喪失など)と実感しにくい代理のアウトカム(ポケットデプス、動揺度など)がある。エンドポイントとも呼ばれる。アウトカム変数には、「あるなし」で表す2値変数と、「連続する値」で表す連続値がある。

エンドポイント 研究評価項目のこと。研究を終えるときに測定するもの。

横断研究 ある単一時点で集団を観察した研究をいう。病気の有病率、分布、既知リスクファクターの率などがわかる。

オッズ比 オッズとは、ある事象が起きる確率(p)と起こらない確率(1-p)の比($\frac{p}{1-p}$)のこと。オッズ比「1」とは、2つの事象に差がないことを意味し、「1」を超えると関連があることを示している。

回帰分析 1つの集団に対し複数の基準をあてはめて、片方の基準からもう一方の基準の予測ができるか求めるために行う分析。
例 ある歯科医院の患者の「歯磨きの時間」から「う蝕の本数」を予測したいとき。

介入 治療、観察、情報提供など対象者になんらかの影響を及ぼす行為の総称。

加重平均 平均値を計算するとき、各項目の数値にその重要度に比例した係数を掛け、各項に重みをつけてから平均すること。重みつき平均。(三省堂「大辞林 第三版」より)

研究デザイン 疫学研究の疑問に対する答えを得るために立てられた調査の計画。研究デザインには「記述研究」「分析研究」「介入疫学」があり、通常、「記述研究」から始まり「分析疫学」そして「介入疫学」へと進む。

〈引用文献・参考文献〉
1. 豊島義博，鶴本明久，島田達雄（監修）．歯科衛生士のための臨床論文の読み方 歯科二次情報集．東京：クインテッセンス出版，2004．
2. 豊島義博，南郷里奈，蓮池 聡（編）．学びなおしEBM GRADE アプローチ時代の臨床論文の読みかた．東京：クインテッセンス出版，2015．
3. 五十嵐 中，佐條麻里．「医療統計」わかりません!!．東京：東京図書，2010．
4. 操 華子．研究デザイン：どのデザインを選ぶかは、研究者次第？いえいえ、リサーチクエスチョン次第！環境感染誌 2014；29（1）：1-11．
5. 松村 明．大辞林 第三版．東京：三省堂，2006．

Cochrane Central Register of Controlled Trials (CENTRAL) 論文となり出版された臨床試験の詳細が収録されているデータベース。出版された言語を問わず、包括的にデータが集められている。

コントロール群、テスト群 コントロール群は研究のための新しい治療を受けない群。テスト群は新しい治療を受ける群。

サンプルサイズ 2群以上を比較する臨床試験において、統計的差を計算するにあたっての必要な症例の数。ある程度数がないと統計的差を計算することはできない。

縦断研究 「横断研究」のように単一時点でのことを調べるのではなく、過去や将来にわたって、ある特定の対象に対して調査し、ある程度の期間を経たデータをとる研究。

信頼区間 真の値が含まれることが期待される、試験結果の範囲を示す。症例数が多いとデータのばらつきが少なくなり、信頼区間の幅は小さくなることが多い。信頼区間の幅が大きいことは症例数が少なく、かつそのデータがばらついていることを示す。

スプリットマウスデザイン 1人の患者の口腔を左右に分け、違う治療を行うこと。

多変量解析 一般的に多数の説明変数から、1つの応答変数の値を予測する場合に用いる解析。
例「症例数」「論文数」「資格数」から「歯医者の人気度」を予測する。

追跡 個人・集団・最初に定義した母集団の健康状態・健康関連変数の変化を観察するために、一定期間に限り関連する特性を評価すること。追跡率が高ければ高いほど、データの信頼性は高くなる。

閾値 境目となる値。限界値。つまり「閾値を超える」とは、「限界値を超える」ことを意味する。

バイアス 目的とした処置、治療以外の要因で、試験の結果（あるいはその解釈）に影響を及ぼすもの。かたよった結果を生む原因になる。

P値 ある結果が偶然に起きている確率。

標準偏差 データの散らばりの度合いを示す値。あるデータが平均からどれだけ離れているかを知りたいときに用いる。

部分相関係数 ある応答変数を予測するときに、1つの説明変数に別の説明変数を加えられるかを評価する場合に使う値。
例「身長」を予測するときに「体重」という変数と「BMI」という変数を加えたい場合の「体重」と「BMI」の関連の強さの値。

有意差 2つのデータに差があるとき、それが偶然や誤差で生じた差ではないことを示すこと。

MEDLINE 米国国立医学図書館が作成する、医学文献検索データベースのこと。

盲検化、一重盲検化、二重盲検化 患者・臨床家・結果を検討する研究者に対し、介入を秘匿することによりバイアスを除去する研究手法。患者にどちらの治療を受けているかを秘匿するものを一重盲検、患者・担当医ともに秘匿するものを二重盲検という。

リスク因子 病気の発生リスクを高めるが、単独では病気を引き起こすには不十分な要因。

本書の理解を深めるための歯周組織と臨床指標（パラメータ）

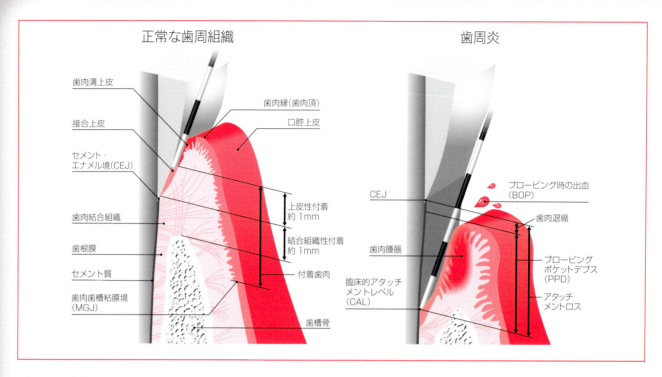

ポケットデプス（Pocket Depth：PD）／プロービングポケットデプス（Probing Pocket Depth：PPD）

ポケットの深さは通常6点（頬側近心、中央、遠心、舌側近心、中央、遠心）を測定する。健康な歯肉溝は唇舌側で1〜2mm、隣接面は1〜3mmであるが、実際に測定しようとしてプローブをポケット内に挿入すると、通常プローブはポケット底部を超え、結合組織内に達してしまっていることが明らかとなっている。特に炎症があると、実際のポケット底部より深く測定される傾向があるので、診断には十分注意する必要がある。

臨床的アタッチメントレベル（Clinical Attachment Level：CAL）／プロービングアタッチメントレベル（Probing Attachment Level：PAL）／アタッチメントレベル（Attachment Level：AL）

通常はセメント・エナメル境（CEJ）からポケット底部までの距離をプローブで測定したものを「臨床的アタッチメントレベル（CAL）」という。補綴物が入っている場合、CEJの代わりに変化しない基準点を設けて測定する。CALはプローブが接合上皮を貫くため、組織学的に正確な付着の位置を調べた「組織学的アタッチメントレベル」と区別する必要がある。

プラーク指数（Plaque Index：PI）／改変プラーク指数（modified Plaque Index：mPI）

歯肉辺縁部のプラークの付着量を評価する指数。歯面を4分割して各歯面ごとに評価する。評価は「評価値の合計÷評価歯面数」で表す。

- **0**：プラークがついていない
- **1**：プローブでこするとついている
- **2**：プラークがついていることが見てわかる
- **3**：プラークがべったりついている

「改変プラーク指数」とは、インプラント周囲のプラークの付着量を評価する指標。PIとの違いは、チタンの粉末によりコーティングされた粗い表面のインプラント体が露出している場合には、**1**とする。

O'Learyらのプラークコントロールレコード（Plaque Control Record：PCR）／O'Learyらのプラークコントロールレコード改変法（modified Plaque Control Record：mPCR）

1972年にO'Learyらが提唱した口腔清掃状態の評価法。各歯面を近遠心、唇（頬）舌（口蓋）側の4面に分割し、歯頚部におけるプラーク付着の有無を調べる。全歯面に対するプラーク付着歯面の割合で表し、一般的に20％以下が目標とされる。近遠心面をさらに唇（頬）舌（口蓋）側に2分割し、6面を診査するmPCRも臨床応用されている。

〈引用文献・参考文献〉
1. 特定非営利活動法人日本歯周病学会（編）．歯周病学用語集 第 2 版．東京：医歯薬出版，2013．

プラーク重症度指数（Plaque Severity Index：PSI）

1989年にPalomoらによって考案された指数。QuigleyとHeinのプラーク指数（1962）でスコアが❸、❹もしくは❺である歯数を対象に算出する（PSI値＝QuigleyとHeinのプラーク指数のスコア❸、❹、❺の合計歯数÷被験歯数）。

Turesky指数

QuigleyとHeinによるプラーク指数（Plaque Index）の、Tureskyらによる改良法（PlI指数）のこと。

歯肉炎指数（Gingival Index：GI）／改変歯肉炎指数（modified Gingival Index：mGI）

LöeとSilnessが1963年に考案した、歯肉の炎症を視診とプロービングの結果で示す4段階の指数。
- ❶：炎症なし
- ❶：軽度の炎症により色調の変化はあるがプロービング時の出血はなし
- ❷：中等度の炎症によりプロービング時の出血がある
- ❸：重度の炎症として浮腫・潰瘍や自然出血

1歯を4面の平均で評価し、口腔内全体は代表歯の平均などで表す。

歯肉炎重症度指数（Gingivitis Severity Index：GSI）

1989年にPalomoらによって考案された指数。LöeとSilnessの歯肉炎指数（1963）でスコアが❷もしくは❸である歯を対象に算出する（GSI値＝LöeとSilnessの歯肉炎指数のスコア❷、❸の合計歯数÷被験歯数）。

プロービング時の出血（Bleeding on Probing：BOP）

プロービング検査時に生じる歯周ポケット底部からの出血のこと。炎症が歯周ポケット底部にある場合、周囲の上皮や結合組織の構造が破壊されている。したがってプローブを挿入することにより、上皮下に起きた炎症層の毛細血管が傷つけられ出血が生じる。この出血の有無から、臨床的に歯周ポケット底部における抵抗性と炎症の存在を評価することができる。

歯肉出血指数（Gingival Bleeding Index：GBI）／出血指数（Bleeding Index：BI）

歯周ポケット内側における炎症の有無を判定する指数であり、1975年Ainamoらにより発表された。歯肉溝あるいは歯周ポケット内縁上皮を静かにプローブで擦過し、10秒以内に出血がある場合を陽性とする。全被験歯面数に対する陽性歯面数の割合（％）で表される。

歯周疾患指数（Periodontal Disease Index：PDI）

歯周病の疫学調査のためにRamfjordが1967年にRussellのPeriodontal Index（1956）を改変したもの。この指数は主に個々の歯周環境の状態を正確に評価することを目的としている。CEJと歯周組織の関係性すなわちアタッチメントレベルを測定し評価していることが重要なポイントである。対象歯は⑥⃣ ①⃣ ④⃣ ④⃣ ①⃣ ⑥⃣の6歯。算出方法は、「評価値の合計÷被験歯数」。評価基準は以下のとおり。
- ❶：炎症の徴候なし
- ❶：歯肉の炎症が軽度から中等度であり、歯の一部に認められる
- ❷：著明な歯肉炎が歯の全周に認められる
- ❸：著明な発赤、腫脹、出血傾向、潰瘍が認められる非常に進行した歯肉炎
- ❹：アタッチメントレベルが3mm以下
- ❺：アタッチメントレベルが3mm以上6mm以下
- ❻：アタッチメントレベルが6mm以上

（❶～❸はアタッチメントロスが認められない）

地域歯周疾患指数（Community Periodontal Index：CPI）

集団における歯周病の状態を評価する指数。WHOプローブを用い、歯肉出血、歯石および歯周ポケットの3指標により、歯周組織の健康状態を評価する。一般的に上下顎左右側の前歯、小臼歯および大臼歯6歯を測定、評価する。指定された10歯を測定する方法もある。1997年以前はCPITN（TN：Treatment Needs）とされていたが、治療の必要性ははかれないとの見解によりTNが外されCPIとなった。

隣接面相対歯肉レベル（Relative Interdental Papilla Level：RIPL）

咬合面もしくは切縁から歯間乳頭のコルまでの距離でありmm単位で測定する。

ペリオテスト値

歯牙動揺測定器（ペリオテスト）を用いて測定した、歯やインプラントの動揺度を示す検査値。1歯につき16回の打診を繰り返し、接触時間の差をマイクロコンピュータで計算し、その平均値を－8～＋50の範囲でペリオテスト値として表す。臨床的動揺度（Miller分類）が0の場合でも－8から＋9の範囲で数値化することができる。

本書を読む前に知っておくべきキーワード

Web of Science™とは?

Web of Science™とは、トムソン・ロイター社(現在はクラリベイト・アナリティクス社が継承)が提供してきたオンラインの学術データベース。自然科学、社会科学、人文科学の全分野における主要論文誌、総計約 12,000 誌の情報がカバーされている。インパクトファクターの計算根拠であり、毎年のノーベル賞受賞者の予測でも知られる。　　　　(Wikipedia より引用・改変)

インパクトファクターとは?

インパクトファクター(文献引用影響率)とは、特定のジャーナル(学術雑誌)に掲載された論文が特定の年または期間内にどれくらい頻繁に引用されたかを平均値で示す尺度である。これはクラリベイト・アナリティクス社の Journal Citation Reports™ (JCR™) が備えている評価ツールの1つである。

毎年 JCR™が公開するインパクトファクターは、被引用数と最近出版された論文との比率である。特定のジャーナルのインパクトファクターは、対象年における引用回数を、対象年に先立つ2年間にそのジャーナルが掲載したソース項目の総数で割ることによって計算される。(クラリベイト・アナリティクス社 Web サイトより引用・改変)

インパクトファクターを保持することがジャーナルのステータスであるとともに、それが高いほどジャーナルの価値も高いとされる(例:Nature、New England Journal of Medicine など)。

$$\text{インパクトファクター} = \frac{\text{対象年にジャーナルが掲載した論文が引用された回数}}{\text{対象年に先立つ2年間にジャーナルが掲載した論文の総数}}$$

2017年9月現在の歯科分野におけるインパクトファクター上位5ジャーナル　　(Journal Citation Reports™より引用)

Ranking 順位	Full Journal Title 雑誌	Total Cites	Journal Impact Factor	Eigenfactor Score
1位	Oral Oncology	8,242	4.794	0.01421
2位	Journal of Dental Research	17,285	4.755	0.02225
3位	Periodontology 2000	3,575	4.072	0.00418
4位	Dental Materials	11,915	4.070	0.01520
5位	International Journal of Oral Science	827	3.930	0.00240

Total Cites はどれだけ多く引用されているかを、アイゲンファクター(EF)はいかに影響力の強い雑誌に引用されているかを表している。特に EF は Nature などの総被引用数の多いジャーナルからの引用に重み付けをして評価したものであり、より実態を表している。IF、EF とも に高いジャーナルはさらに価値が高いといえる。

重要12キーワード

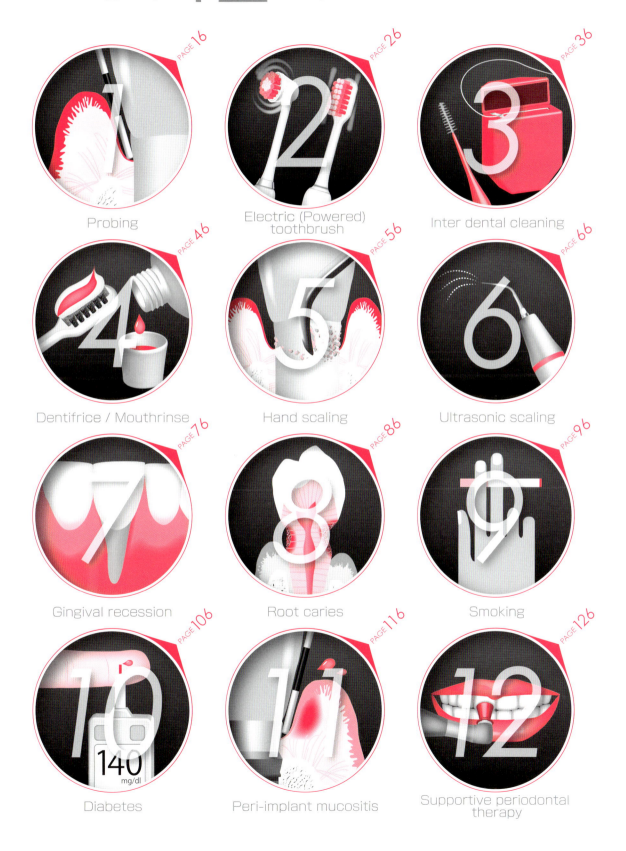

PAGE 16 — 1. Probing
PAGE 26 — 2. Electric (Powered) toothbrush
PAGE 36 — 3. Inter dental cleaning
PAGE 46 — 4. Dentifrice / Mouthrinse
PAGE 56 — 5. Hand scaling
PAGE 66 — 6. Ultrasonic scaling
PAGE 76 — 7. Gingival recession
PAGE 86 — 8. Root caries
PAGE 96 — 9. Smoking
PAGE 106 — 10. Diabetes
PAGE 116 — 11. Peri-implant mucositis
PAGE 126 — 12. Supportive periodontal therapy

歯科衛生士のためのペリオ・インプラント 重要12キーワード

1 *Probing*
プロービング

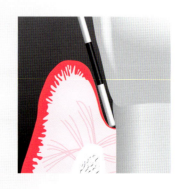

プロービングとは、プローブを使った歯周ポケット診査である。プロービングから歯周組織の破壊程度、炎症（出血）の活動性や治療後の組織の回復状態など、口腔内所見だけではわからない歯肉縁下の情報が得られる。また根面の状態や歯石の有無を知ることもできる。そのためスケーリング・ルートプレーニング時の歯肉縁下をイメージする手がかりとしても有効であり、歯周治療に欠かせない診査である。

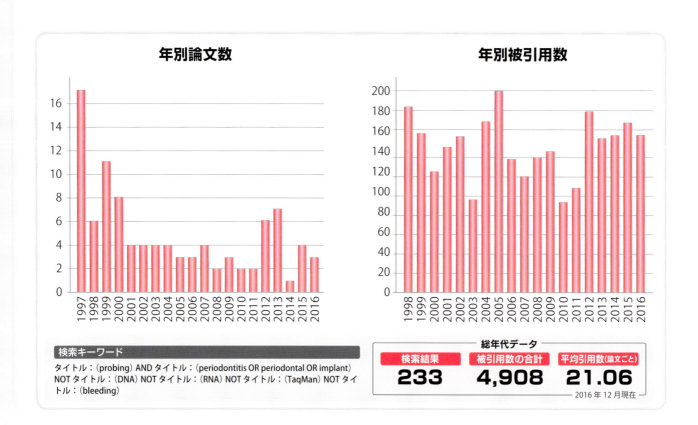

年別論文数

年別被引用数

検索キーワード
タイトル：(probing) AND タイトル：(periodontitis OR periodontal OR implant) NOT タイトル：(DNA) NOT タイトル：(RNA) NOT タイトル：(TaqMan) NOT タイトル：(bleeding)

総年代データ
検索結果	被引用数の合計	平均引用数(論文ごと)
233	4,908	21.06

2016年12月現在

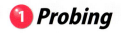

トムソン・ロイターが選んだベスト**20**論文

引用数	タイトル・和訳	2013年	2014年	2015年	2016年	合計引用数	平均引用数（1年ごと）
1位	Listgarten MA. Periodontal probing: what does it mean? J Clin Periodontol 1980；7（3）：165-176. 歯周プロービング：それは何を意味するのか？	2	4	3	7	243	6.57
2位	van der Velden U. Probing force and the relationship of the probe tip to the periodontal tissues. J Clin Periodontol 1979；6（2）：106-114. プロービング圧と歯周組織に対する歯周プローブ先端の位置の関連性	4	2	3	2	185	4.87
3位	Gibbs CH, Hirschfeld JW, Lee JG, Low SB, Magnusson I, Thousand RR, Yerneni P, Clark WB. Description and clinical evaluation of a new computerized periodontal probe--the Florida probe. J Clin Periodontol 1988；15（2）：137-144. コンピュータ化された新規歯周プローブ（フロリダプローブ）の解説と臨床的評価	3	3	2	2	173	5.97
4位	Kaldahl WB, Kalkwarf KL, Patil KD, Dyer JK, Bates RE Jr. Evaluation of four modalities of periodontal therapy. Mean probing depth, probing attachment level and recession changes. J Periodontol 1988；59(12)：783-793. 歯周治療の４術式の評価―平均プロービングデプス、プロービングアタッチメントレベル、歯肉退縮の変化について―	4	7	7	5	155	5.34
5位	Lang NP, Wetzel AC, Stich H, Caffesse RG. Histologic probe penetration in healthy and inflamed peri-implant tissues. Clin Oral Implants Res 1994；5（4）：191-201. 健康および炎症性インプラント周囲組織における組織学的なプローブの貫通	7	5	6	5	132	5.74
6位	Lindhe J, Liljenberg B, Adielson B, Börjesson I. Use of metronidazole as a probe in the study of human periodontal disease. J Clin Periodontol 1983；10（1）：100-112. 歯周病に関する研究へのメトロニダゾールの使用	3	2	2	2	132	3.88
7位	Fowler C, Garrett S, Crigger M, Egelberg J. Histologic probe position in treated and untreated human periodontal tissues. J Clin Periodontol 1982；9（5）：373-385. ヒト歯周組織における治療介入による組織学的なプローブの位置	0	2	1	5	125	3.57

歯科衛生士のためのペリオ・インプラント 重要12キーワード（関連性の高い論文の構造化抄録・和訳）

トムソン・ロイターが選んだベスト**20**論文

	タイトル・和訳	2013年	2014年	2015年	2016年	合計引用数	平均引用数(1年ごと)
引用数 8位	Christensen MM, Joss A, Lang NP. Reproducibility of automated periodontal probing around teeth and osseointegrated oral implants. Clin Oral Implants Res 1997；8（6）：455-464. 天然歯と歯科用インプラント周囲の自動化歯周プローブの再現性について	1	1	0	1	118	5.9
引用数 9位	Lindhe J, Socransky SS, Nyman S, Haffajee A, Westfelt E. "Critical probing depths" in periodontal therapy. J Clin Periodontol 1982；9（4）：323-336. 歯周治療における「クリティカルプロービングデプス」	1	2	1	3	116	3.31
引用数 10位	Quirynen M, van Steenberghe D, Jacobs R, Schotte A, Darius P. The reliability of pocket probing around screw-type implants. Clin Oral Implants Res 1991；2（4）：186-192. スクリュータイプインプラント周囲のポケットプロービングの信頼度	0	1	2	4	107	4.12
引用数 11位	Ericsson I, Lindhe J. Probing depth at implants and teeth. An experimental study in the dog. J Clin Periodontol 1993；20(9)：623-627. イヌ実験モデルにおけるインプラントと歯のプロービングデプスについて	8	3	5	5	106	4.42
引用数 12位	Jeffcoat MK, Reddy MS. Progression of probing attachment loss in adult periodontitis. J Periodontol 1991；62（3）：185-189. 成人性歯周炎におけるプロービングアタッチメントロスの進行	1	0	1	2	99	3.81
引用数 13位	Listgarten MA, Mao R, Robinson PJ. Periodontal probing and the relationship of the probe tip to periodontal tissues. J Periodontol 1976；47（9）：511-513. プロービング時の歯周組織と歯周プローブ先端の位置関係について	3	1	5	1	99	2.41
引用数 14位	De Rouck T, Eghbali R, Collys K, De Bruyn H, Cosyn J. The gingival biotype revisited: transparency of the periodontal probe through the gingival margin as a method to discriminate thin from thick gingiva. J Clin Periodontol 2009；36（5）：428-433. 歯肉バイオタイプを再考する─歯肉の厚みを識別する方法として歯肉辺縁部における歯周プローブの透過性─	13	18	18	11	83	10.38

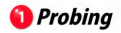

トムソン・ロイターが選んだベスト20論文

タイトル・和訳	2013年	2014年	2015年	2016年	合計引用数	平均引用数（1年ごと）
引用数 15位 van der Velden U, de Vries JH. Introduction of a new periodontal probe: the pressure probe. J Clin Periodontol 1978；5（3）：188-197. 新規歯周プローブの紹介―圧力プローブ―	0	1	1	0	83	2.13
引用数 16位 Hassell TM, Germann MA, Saxer UP. Periodontal probing: interinvestigator discrepancies and correlations between probing force and recorded depth. Helv Odontol Acta 1973；17（1）：38-42. 歯周プロービング：プロービング圧とプロービング値における術者間の関連性と相違について	1	0	0	1	81	1.84
引用数 17位 Magnusson I, Listgarten MA. Histological evaluation of probing depth following periodontal treatment. J Clin Periodontol 1980；7（1）：26-31. 歯周治療後におけるプロービングデプスの組織学的評価	2	0	2	3	79	2.14
引用数 18位 Osborn J, Stoltenberg J, Huso B, Aeppli D, Pihlstrom B. Comparison of measurement variability using a standard and constant force periodontal probe. J Periodontol 1990；61（8）：497-503. 標準的な歯周プローブを使用し一定の圧でプロービングを行った場合の測定値変動の比較	1	1	0	0	77	2.85
引用数 19位 Claffey N, Egelberg J. Clinical indicators of probing attachment loss following initial periodontal treatment in advanced periodontitis patients. J Clin Periodontol 1995；22（9）：690-696. 侵襲性歯周炎患者に対する歯周基本治療後におけるアタッチメントロスの臨床的指針	4	5	8	0	73	3.32
引用数 20位 Caton J, Greenstein G, Polson AM. Depth of periodontal probe penetration related to clinical and histologic signs of gingival inflammation. J Periodontol 1981；52(10)：626-629. 歯肉炎の臨床的および組織学的徴候に関する歯周プローブの深さ	2	0	0	3	72	2

Periodontal probing: what does it mean?

歯周プロービング：それは何を意味するのか？

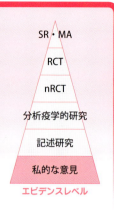

Listgarten MA.
(J Clin Periodontol 1980；7（3）：165-176.)

[セッティング] 文献レビュー

[介入方法]

　感圧プローブ、プローブの歯肉組織に対する関係および臨床的意義に関する文献を、網羅的に検索。

[主な結果と結論]

　プロービング時、ほとんどの場合プローブの位置はポケット底あるいは歯肉溝底と一致しない。炎症性変化がなければほぼ一致するが、歯周炎の存在により、接合上皮最根尖端より約0.3～0.5mm 根尖側へと変化する。歯周組織健全化にともなうプローブ貫通性の低下は、歯周治療後のポケットデプス（PD）の減少に一役買っている。歯周治療後の PD の減少は、長い接合上皮性付着の獲得によって起こり、炎症の存在しない条件下ではほぼ貫通しないが、炎症が生ずると容易に通過し、結合組織性付着付近にまで達する。

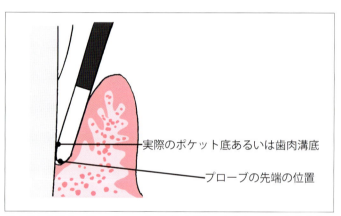

炎症がある場合では、プローブの先端はポケット底あるいは歯肉溝底と一致しない。接合上皮最根尖端より約0.3～0.5mm 根尖側へと変化する。

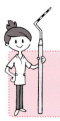

臨床での有効性・活用法

炎症がある場合、プローブの先端は容易に結合組織性付着付近へと達するため、プロービングの値が深くなりやすい。特に初診時にはプロービング圧に留意するとともに、値の読み取りに注意する必要がある。

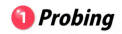

Probing force and the relationship of the probe tip to the periodontal tissues.

プロービング圧と歯周組織に対する歯周プローブ先端の位置の関連性

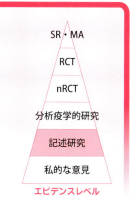

van der Velden U.
(J Clin Periodontol 1979；6（2）：106-114.)

[セッティング]大学病院
[対象者]歯周炎罹患患者
[サンプルサイズ]抜歯群（13名、21歯：すべて臼歯）、外科群（7名、33歯：歯周外科予定歯で歯間隣接面に歯肉縁上の修復物が存在する歯）
[エンドポイント（アウトカム）]
抜歯群と外科群における種々のプロービング圧でのポケットデプス（mm）の変化
[介入方法]
　プラークコントロール指導および歯肉縁上プラークの除去を行った後に、歯周

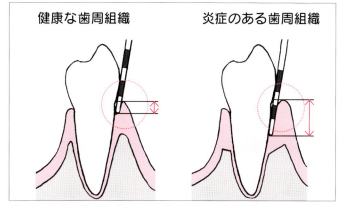

プローブ先端の位置はプロービング圧や歯周組織の状態に左右される。

ポケット出血指数（PPBI）によって歯肉の状態を評価した。その後、浸潤麻酔もしくは伝達麻酔を行い、pressure probe（van der Velden & de Vries 1978）を用いて0.50N、0.75N、1.00N、1.25Nのプロービング圧でポケットデプス（PD）を測定した。

[主な結果と結論]
　PPBIは抜歯群で0.43、外科群で0.36であった。また、本研究より以下の点が示された。❶臨床的PD測定において直径0.63mmのプローブでの最適なプロービング圧は0.75Nであった。❷プロービング圧0.75Nは患者が許容できる強さであった。❸0.75Nのプロービング圧は、浅いもしくは深いポケットいずれの場合においてもプローブ先端が結合組織線維の最歯冠側に位置していた。❹PD測定のプラトー値は、プロービング圧1.25Nの場合であった。❺結合組織の幅の平均値は約1.9mmであった。

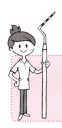

臨床での有効性・活用法　プロービング圧が増すと、PDの値も大きく記録される。また、一定のプロービング圧におけるプローブ先端の位置は、歯周組織の状態やプロービング圧に影響を受けることを知っておく必要がある。

Histologic probe position in treated and untreated human periodontal tissues.

ヒト歯周組織における治療介入による組織学的なプローブの位置

Fowler C, Garrett S, Crigger M, Egelberg J.
(J Clin Periodontol 1982；9（5）：373-385.)

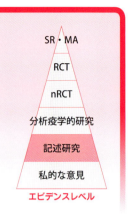

[セッティング] 大学病院
[対象者] 抜歯予定の単根歯で頬側に6mm以上のポケットデプス（PD）があり、少なくとも6mmのアタッチメントロスが存在する者
[サンプルサイズ] 未処置群（6名、12歯）、処置群（10名、15歯）
[エンドポイント（アウトカム）]
- 治療前後におけるプローブ先端の位置を組織学的に検討
- PD（mm）

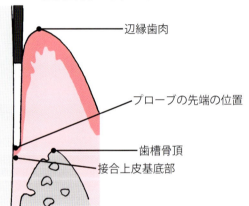

組織計測パラメータ

[介入方法]
　口腔清掃指導とルートプレーニングを行った患者（処置群）と行わなかった患者（未処置群）において、Michigan#1歯周プローブを用いて、0.50Nの圧における抜歯予定単根歯のプローブ先端の位置を組織学的に観察した。

[主な結果と結論]
　未処置群においては、プローブ先端は接合上皮の最根尖側部を越えて平均0.45±0.34mm結合組織内に位置していた。一方、処置群では、基準点の歯冠側方向に平均0.73±0.80mmの位置にプローブの先端が止まっている像が確認された。本研究より、歯周基本治療を行った後のプローブ先端は接合上皮の基底部に達していないことが示され、アタッチメントレベルの臨床的測定値が、結合組織付着の本来の組織学的な位置を決定することにはならないことが示唆された。

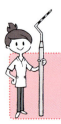

臨床での有効性・活用法: 歯周基本治療後のプローブ先端の位置は、使用する歯周プローブやプロービング圧の違いに影響を受け、アタッチメントレベルと実際の組織学的な位置関係は一致していない可能性があることを知っておく必要がある。

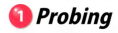

"Critical probing depths" in periodontal therapy.

歯周治療における「クリティカルプロービングデプス」

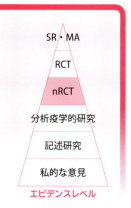

Lindhe J, Socransky SS, Nyman S, Haffajee A, Westfelt E.
(J Clin Periodontol 1982；9（4）：323-336.)

[セッティング]大学病院
[対象者]イエテボリ大学病院歯周病科で中等度歯周炎の治療を受けた35〜57歳の成人
[サンプルサイズ]15名
[エンドポイント（アウトカム）]アタッチメントレベルの変化
[追跡率・期間]100%（24ヵ月）
[介入方法]
　中等度歯周炎の治療を受けた15名の患者を対象に、スプリットマウスデザインにて片顎に非外科的歯周治療（スケーリング・ルートプレーニング：SRP）を、対顎に歯周外科治療（mWFS）を施術。ベースライン時、6ヵ月後、12ヵ月後、24ヵ月後に再評価した。

ポケットデプス≦2.9mm　　ポケットデプス＞2.9mm

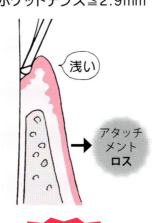
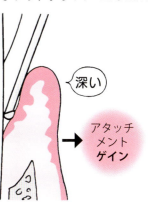

慎重なSRPを！

[主な結果と結論]
　双方ともに、歯周ポケットの浅い部位ではアタッチメントロスが、深い部位ではアタッチメントゲインが生じ、mWFSでよりその傾向が強かった。クリティカルプロービングデプスは、SRPで2.9mm、mWFSで4.2mmであり、SRPで有意に浅かった。3ヵ月に1度の適切なサポーティブ・ペリオドンタル・セラピーにより、歯周組織の健康は維持された。プラークの残存が認められる部位では認められない部位に比べて、有意にポケットデプスの増加とアタッチメントロスが生じた。

臨床での有効性・活用法　PD 3 mm以下の部位に対してSRPを行うとアタッチメントロスを来たすおそれがあることを念頭におき、慎重な手技に努めなければならない。また改善した歯周組織維持のため、厳密なプラークコントロールが重要である。

コンピュータ化された新規歯周プローブ（フロリダプローブ）の解説と臨床的評価

　我々は、一定のプロービング圧で0.1mm単位の精密な電気的測定および、そのデータをコンピュータに保存できる機能を搭載した、新規歯周プローブシステムを開発した。本システムは、プローブ付属ハンドピース、デジタル出力変換器、フットスイッチ、電算システムハードウェアプログラムおよびパーソナルコンピュータで構成されている。独自の可動アームデザインは、プローブ付属ハンドピースのスムースな操作や清拭、および滅菌を簡易的に行うことができる。データの電子記録はフットスイッチを踏むことで作動し、視覚的にプローブ先端の位置を見誤ったときや、そのデータがアシスタントに伝えられたときのエラーを排除する。コンピュータで分析および保存されたデータは、再来院時に記録されたデータと迅速に比較することができ、ポケットデプス（PD）とアタッチメントレベル（AL）の経時的変化を検知することを可能とする。

　また本システムは、プローブ先端の直径が0.4mm、プロービング圧25gで3回記録され評価した。PDを複数回測定した際の標準偏差は、一般的なプローブの測定値よりも小さかった（0.58mm vs 0.82mm）。オクルーザルステントを用いた測定においてALを複数回測定した場合の標準偏差は、0.28mmであった。ALの喪失は、1mm以内を99％の確率で検出した。

　本システムは、ALの変化を認識する際に、一般的に使用されているプローブでは通常2～3mmの変化が必要であるという考えを大きく改善した。

（Gibbs CH, et al. J Clin Periodontol 1988；15（2）：137-144.）

健康および炎症性インプラント周囲組織における組織学的なプローブの貫通

　歯周プロービングは一般的に、天然歯周囲における歯肉の健康状態および結合組織性付着レベルを評価する目的で使用される。しかしながらインプラント周囲をプロービングする目的はいまだ明らかでない。本研究の目的は、健康および炎症性インプラント周囲粘膜組織におけるプローブの貫通位置を組織学的に測定することである。

　5匹のビーグル犬を用い、30本のチタンプラズマスプレー（TPS）コーティングされたITIタイプインプラントを下顎に埋入した。極めて注意深い口腔清掃をともなう治癒期間の後、実験犬を①臨床的に健康な粘膜組織、②実験的粘膜炎（3匹）、③実験的リガチャー誘発インプラント周囲炎（2匹）、の3グループに分類した。インプラント埋入4ヵ月後、③グループでは6ヵ月後、60本のプローブをインプラントの近遠心に0.2Nの標準化された力で設置、固定した。実験期間中、ポケットデプス、臨床的アタッチメントレベル、プラーク指数（PI）および歯肉炎指数（GI）を計測した。組織計測学的解析のため組織切片を作製した。

　健康群における平均PIは0.47、GIは0.06またクリニカルプロービングデプス（CPD）は2.12mmであった。粘膜炎群における平均PIは1.61、GIは1.61、CPDは1.87mmであった。インプラント周囲炎群では、平均PIは1.96、GIは2.05、CPDは3.73mmであった。

　組織学的結果より、健康群においてはプローブにより結合組織性付着レベルを平均誤差-0.05（平均組織学的プロービングデプス（HPD）：1.75mm）にて、粘膜炎群では平均誤差-0.02（平均HPD：1.62mm）にて識別することが可能であった。プローブの貫通は、炎症の程度に応じて増加し、インプラント周囲炎群では結合組織レベルを平均0.52mm（平均HPD：3.8mm）超過した位置に達した。以上より、インプラント周囲におけるプロービングは、インプラント周囲粘膜の健康状態を評価するうえで適した手法であることが示唆された。

（Lang NP, et al. Clin Oral Implants Res 1994；5（4）：191-201.）

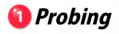

成人性歯周炎における
プロービングアタッチメントロスの進行

　活性部位の割合と活性部位における疾患進行の一般的パターンを見つけ出す目的にて、30名の成人性歯周炎患者を6ヵ月にわたり自動歯周プローブを用いて観察した。自動プローブは、0.2mmの精度でセメント・エナメル境（CEJ）からのプロービングアタッチメントレベルを計測する能力を有する。疾患活動性の割合は、使用されたプロービングアタッチメントロスの閾値に依存する。もっとも小さな閾値（0.4mm）が使用された場合には、活動性疾患の割合が29％であるのに対し、最大の閾値（2.4mm）を使用すると、わずか2％となってしまう。活動部位の回帰分析より、76％もの部位に付着喪失が生じていることが明らかとなった。これは疾患進行の連続的モデルでの結果と一致する。ごく一部の部位において、活動性の急発あるいは疾患活動性の増悪と寛解のいずれかが生じていることが示唆された。

（Jeffcoat MK, et al. J Periodontol 1991；62（3）：185-189.）

プロービング時の歯周組織と
歯周プローブ先端の位置関係について

　ポケットデプス（PD）を測定するための診断用ツールとして歯周プローブが幅広く応用されているが、一般的に臨床的PDの測定においてプローブ先端の正確な位置に関する知見は驚くほど少ない。Orbanらは、一般的に上皮性付着の最歯冠側部分にプローブ先端が位置していると述べている一方で、Waerhangはプローブ先端が歯面と上皮の間に入り込んでおり、接合上皮の最根尖側に相当する部分に位置するという見解を示している。そこで本研究では、PD測定時の歯周プローブ先端のもっとも一般的な位置について調べ、決定することを企図した。

（Listgarten MA, et al. J Periodontol 1976；47（9）：511-513.）

歯科衛生士のためのペリオ・インプラント 重要12キーワード

② Electric (Powered) toothbrush
電動歯ブラシ

1954年にPhilippe Guy Woogが電動歯ブラシを考案して以降、さまざまな改良が加えられてきた。当初は手用歯ブラシと同様の動き方でプラーク除去効果も同等であったが、その後、音波歯ブラシや超音波歯ブラシが開発された。これらは液体流動力（dynamic fluid action）によるプラーク除去効果や、キャビテーション効果といった手用歯ブラシや一般の電動歯ブラシにない機能が付与されており有効性が高いと報告されている。近年、多種多様な電動歯ブラシが市販され、以前よりも価格が低下しており一般に浸透してきている。

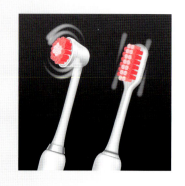

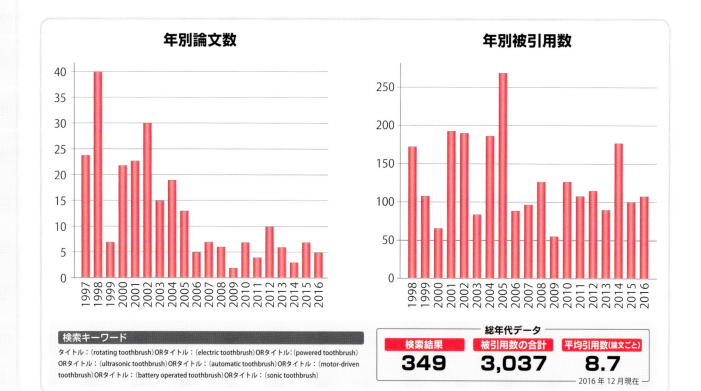

検索キーワード
タイトル：（rotating toothbrush）ORタイトル：（electric toothbrush）ORタイトル：（powered toothbrush）ORタイトル：（ultrasonic toothbrush）ORタイトル：（automatic toothbrush）ORタイトル：（motor-driven toothbrush）ORタイトル：（battery operated toothbrush）ORタイトル：（sonic toothbrush）

総年代データ
検索結果 349　被引用数の合計 3,037　平均引用数（論文ごと） 8.7

2016年12月現在

2 Electric (Powered) toothbrush

トムソン・ロイターが選んだベスト20論文

引用数	タイトル・和訳	2013年	2014年	2015年	2016年	合計引用数	平均引用数（1年ごと）
1位	Van der Weijden GA, Timmerman MF, Nijboer A, Lie MA, Van der Velden U. A comparative study of electric toothbrushes for the effectiveness of plaque removal in relation to toothbrushing duration. Timerstudy. J Clin Periodontol 1993；20（7）：476-481. 電動歯ブラシの歯磨き期間のプラーク除去効果の比較研究　タイムスタディ	3	3	2	4	88	3.67
2位	van der Weijden GA, Timmerman MF, Reijerse E, Danser MM, Mantel MS, Nijboer A, van der Velden U. The long-term effect of an oscillating/rotating electric toothbrush on gingivitis. An 8-month clinical study. J Clin Periodontol 1994；21（2）：139-145. 振動回転型電動歯ブラシの歯肉炎における長期的効果　8ヵ月間の臨床研究	1	1	2	2	81	3.52
3位	van der Weijden GA, Danser MM, Nijboer A, Timmerman MF, van der Velden U. The plaque-removing efficacy of an oscillating/rotating toothbrush. A short-term study. J Clin Periodontol 1993；20（4）：273-278. 振動回転型電動歯ブラシのプラーク除去効果　短期研究	2	2	1	0	69	2.88
4位	Phaneuf EA, Harrington JH, Dale PP, Shklar G. Automatic toothbrush: a new reciprocating action. J Am Dent Assoc 1962；65：12-25. 電動歯ブラシ：新しい往復運動	4	1	0	0	66	1.2
5位	Baab DA, Johnson RH. The effect of a new electric toothbrush on supragingival plaque and gingivitis. J Periodontol 1989；60（6）：336-341. 歯肉縁上プラークと歯肉炎における新型電動歯ブラシの有効性	1	1	2	0	59	2.11
6位	Tritten CB, Armitage GC. Comparison of a sonic and a manual toothbrush for efficacy in supragingival plaque removal and reduction of gingivitis. J Clin Periodontol 1996；23（7）：641-648. 歯肉縁上プラークの除去と歯肉炎の減少効果における音波歯ブラシと手用歯ブラシの比較	2	3	0	0	56	2.67
7位	Johnson BD, McInnes C. Clinical evaluation of the efficacy and safety of a new sonic toothbrush. J Periodontol 1994；65（7）：692-697. 新しい音波歯ブラシの有効性と安全性の臨床的評価	1	1	2	0	53	2.3

トムソン・ロイターが選んだベスト20論文

	タイトル・和訳	2013年	2014年	2015年	2016年	合計引用数	平均引用数（1年ごと）
引用数 8位	Warren PR, Chater B. The role of the electric toothbrush in the control of plaque and gingivitis: a review of 5 years clinical experience with the Braun Oral-B Plaque Remover[D7]. Am J Dent 1996；9 Spec No：S5-11. プラークコントロールと歯肉炎における電動歯ブラシの役割：Braun Oral-B Plaque Remover[D7]の5年間の臨床経験のプレビュー	1	2	0	1	50	2.38
引用数 9位	Stoltze K, Bay L. Comparison of a manual and a new electric toothbrush for controlling plaque and gingivitis. J Clin Periodontol 1994；21（2）：86-90. プラークと歯肉炎のコントロールにおける手用歯ブラシと新しい電動歯ブラシの比較	0	1	0	0	48	2.09
引用数 10位	Boyd RL, Murray P, Robertson PB. Effect on periodontal status of rotary electric toothbrushes vs. manual toothbrushes during periodontal maintenance. I. Clinical results. J Periodontol 1989；60（7）：390-395. メインテナンス時における回転型電動歯ブラシと手用歯ブラシの歯周環境への有効性　1．臨床評価	0	0	0	2	48	1.71
引用数 11位	Ash MM. A review of the problems and results of studies on manual and power toothbrushes. J Periodontol 1964；35（3）：202-213. 手用歯ブラシと電動歯ブラシの研究結果および問題点のレビュー	0	0	0	1	44	0.83
引用数 12位	Walmsley AD. The electric toothbrush: a review. Br Dent J 1997；182（6）：209-218. 電動歯ブラシ：レビュー	0	0	1	0	42	2.1
引用数 13位	Ainamo J, Xie Q, Ainamo A, Kallio P. Assessment of the effect of an oscillating/rotating electric toothbrush on oral health. A 12-month longitudinal study. J Clin Periodontol 1997；24（1）：28-33. 口腔衛生における振動回転型電動歯ブラシの効果の評価－12ヵ月間の長期研究－	0	1	2	0	41	2.05
引用数 14位	Killoy WJ, Love JW, Love J, Fedi PF Jr, Tira DE. The effectiveness of a counter-rotary action powered toothbrush and conventional toothbrush on plaque removal and gingival bleeding. A short term study. J Periodontol 1989；60（8）：473-477. プラーク除去と歯肉出血における反転式電動歯ブラシと手用歯ブラシの有効性－短期研究－	0	1	1	0	41	1.46

❷ Electric (Powered) toothbrush

トムソン・ロイターが選んだベスト **20** 論文

	タイトル・和訳	2013年	2014年	2015年	2016年	合計引用数	平均引用数（1年ごと）
引用数 **15**位	Deery C, Heanue M, Deacon S, Robinson PG, Walmsley AD, Worthington H, Shaw W, Glenny AM. The effectiveness of manual versus powered toothbrushes for dental health: a systematic review. J Dent 2004；32（3）：197-211. 口腔衛生における手用歯ブラシと電動歯ブラシの有効性：システマティックレビュー	2	4	6	3	40	3.08
引用数 **16**位	Chilton NW, Didio A, Rothner JT. Comparison of the clinical effectivenes of an electric and a standard toothbrush in normal individuals. J Am Dent Assoc 1962；64（6）：777-782. 一般人における電動歯ブラシと手用歯ブラシの臨床的有効性の比較	1	1	0	1	39	0.71
引用数 **17**位	Wilcoxon DB, Ackerman RJ Jr, Killoy WJ, Love JW, Sakumura JS, Tira DE. The effectiveness of a counterrotational-action power toothbrush on plaque control in orthodontic patients. Am J Orthod Dentofacial Orthop 1991；99（1）：7-14. 矯正患者のプラークコントロールにおける反転式電動歯ブラシの有効性	0	1	0	0	38	1.46
引用数 **18**位	Cronin M, Dembling W, Warren PR, King DW. A 3-month clinical investigation comparing the safety and efficacy of a novel electric toothbrush（Braun Oral-B 3D Plaque Remover）with a manual toothbrush. Am J Dent 1998；11(Spec No)：S17-21. 新型電動歯ブラシ(Braun Oral-B 3D Plaque Remover)と手用歯ブラシの安全性と有効性を比較した3ヵ月間の臨床調査	0	2	1	0	37	1.95
引用数 **19**位	Sicilia A, Arregui I, Gallego M, Cabezas B, Cuesta S. A systematic review of powered vs manual toothbrushes in periodontal cause-related therapy. J Clin Periodontol 2002；29 Suppl 3：39-54；discussion 90-91. 歯周原因除去療法における電動歯ブラシと手用歯ブラシの比較のシステマティックレビュー	4	0	4	2	34	2.27
引用数 **20**位	Glavind L, Zeuner E. The effectiveness of a rotary electric toothbrush on oral cleanliness in adults. J Clin Periodontol 1986；13（2）：135-138. 成人の口腔清掃における回転型電動歯ブラシの有効性	0	0	1	0	34	1.1

歯科衛生士のためのペリオ・インプラント 重要12キーワード（関連性の高い論文の構造化抄録・和訳）

引用数 **1位**

A comparative study of electric toothbrushes for the effectiveness of plaque removal in relation to toothbrushing duration. Timerstudy.

電動歯ブラシの歯磨き期間のプラーク除去効果の比較研究　タイムスタディ

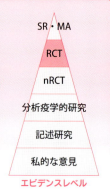

SR・MA / RCT / nRCT / 分析疫学的研究 / 記述研究 / 私的な意見
エビデンスレベル

Van der Weijden GA, Timmerman MF, Nijboer A, Lie MA, Van der Velden U.
（J Clin Periodontol 1993；20（7）：476-481.）

［セッティング］大学病院
［対象者］アムステルダム大学歯周病学講座の歯科学生、医局員
［サンプルサイズ］24歯以上あり、5mm以上のプロービングポケットデプスがない20名
［エンドポイント（アウトカム）］プラーク指数（Silness & Löe）
［介入方法］
24時間口腔清掃を中止した後にプラーク量を測定。口腔内を4分割し、手用歯ブラシ（M）、3種類の電動歯ブラシ（the Blend-a-Dent®：BL、the Interplak®：IP、Braun® Plak Control：BPC）でそれぞれ清掃。清掃時間は7.5秒、15秒、30秒、45秒、90秒とした。清掃後、プラーク量を再測定。

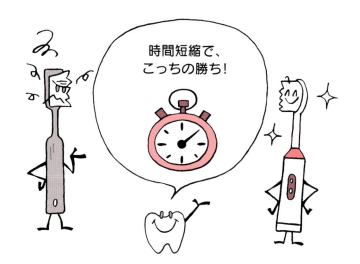

時間短縮で、こっちの勝ち！

［主な結果と結論］
測定時間内ですべての歯ブラシが経時的にプラーク除去できていたが、特にIPとBPCがMやBLより効果的にプラークが除去できていた。すべての歯ブラシで唇頬側面、舌口蓋側面はプラーク除去できていたが、隣接面ではIPやBPCがより効果的であった。歯ブラシの種類によってプラーク除去効果が出るブラッシング時間は異なる。

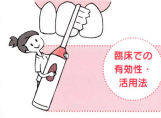

［臨床での有効性・活用法］電動歯ブラシは短いブラッシング時間で効果が現れ、第二大臼歯遠心面等、手用歯ブラシが動かしにくい箇所でより有効である。ただし、長時間使用したり、圧が強いと有害事象が出る可能性が高くなる。

② Electric (Powered) toothbrush

The long-term effect of an oscillating/rotating electric toothbrush on gingivitis. An 8-month clinical study.

振動回転型電動歯ブラシの歯肉炎における長期的効果 8ヵ月間の臨床研究

van der Weijden GA, Timmerman MF, Reijerse E, Danser MM, Mantel MS, Nijboer A, van der Velden U.
(J Clin Periodontol 1994；21(2)：139-145.)

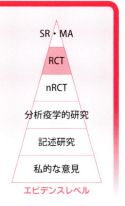

[セッティング] 大学病院
[対象者] 自由大学とアムステルダム大学の学生で中等度歯肉炎を有する者
[サンプルサイズ] 24歯以上あり、5mm以上のプロービングポケットデプスもしくは2mm以上のアタッチメントロスがない77名
[エンドポイント（アウトカム）] プラーク指数、改変歯肉炎指数、出血指数、改変プラーク指数（Quigley & Hein）、歯石
[追跡率・期間] 8ヵ月
[介入方法]
　手用歯ブラシ（Butlur GUM 311）群と電動歯ブラシ（Braun® Plak Control）群（44名）に分け、期間中2分間以上ブラッシングを行ってもらった。臨床評価はベースライン時、1ヵ月後、2ヵ月後、5ヵ月後、8ヵ月後に実施した。1ヵ月後に専門的予防処置と口腔清掃指導を行い、2ヵ月後および5ヵ月後に再度口腔清掃指導を行った。

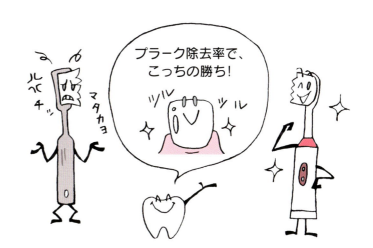

[主な結果と結論]
　両群ともに臨床評価項目は継時的に改善していたが、電動歯ブラシ群の方が手用歯ブラシ群より改善していた。有害事象も同程度であり、本研究で使用した電動歯ブラシは安全で効果的なホームケアのツールであることが示唆された。

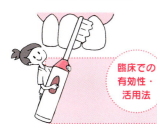

臨床での有効性・活用法　電動歯ブラシはプラークコントロールに有効な道具であるが、さまざまな種類があるため、吟味が必要であり、患者の口腔内の状況や器用さ等も含めて、個人に合ったツールを選択すべきである。

The effect of a new electric toothbrush on supragingival plaque and gingivitis.

歯肉縁上プラークと歯肉炎における新型電動歯ブラシの有効性

Baab DA, Johnson RH.
(J Periodontol 1989 ; 60（6）: 336-341.)

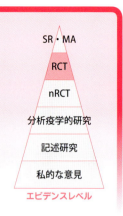

[セッティング]その他（ボランティア以外詳細不明）
[対象者]20歯以上残存し、プロービングポケットデプスが6mm未満の中等度歯肉炎患者
[サンプルサイズ]40名（18〜59歳）
[エンドポイント（アウトカム）]O'Learyらのプラークコントロールレコード改変法（mPCR）、歯肉炎指数（GI）、出血指数（BI）、ブラッシング時の擦過傷の有無、6ヵ月後の電動歯ブラシの使用状況
[追跡率・期間]98％（4週）
[介入方法]
　電動歯ブラシ群（Interplak）20名と手用歯ブラシ群（Butler411）20名に分け、ベースライン時、1週、2週、4週にブラッシング前後のmPCR、GI、BI、ブラッシング時の擦過傷の有無を評価した。電話による聞き取りにて6ヵ月後の電動歯ブラシの使用状況を評価した。
[主な結果と結論]
　mPCRは、電動歯ブラシ群で77％から28％（ブラッシング前）、14％（ブラッシング後）に、手用歯ブラシ群では75％から50％（ブラッシング前）、30％（ブラッシング後）に改善した。GIは、電動歯ブラシ群で1.65から1.28に、手用歯ブラシ群では1.6から1.43に改善した。6ヵ月後に1日2回電動歯ブラシを使用している人はほとんどいなかった。歯肉縁上プラーク除去および歯肉炎の改善において、4週間では電動歯ブラシは手用歯ブラシより有効であった。

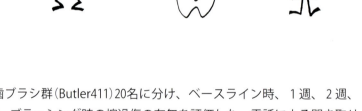

臨床での有効性・活用法：電動歯ブラシは手用歯ブラシよりもプラーク除去や歯肉炎の改善に有効である。ただし、継続して使用するにはコスト面等の短所もあるので、患者に合ったツールを選ぶ必要がある。

② Electric (Powered) toothbrush

引用数 15位

The effectiveness of manual versus powered toothbrushes for dental health: a systematic review.

口腔衛生における手用歯ブラシと電動歯ブラシの有効性：システマティックレビュー

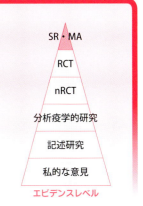

Deery C, Heanue M, Deacon S, Robinson PG, Walmsley AD, Worthington H, Shaw W, Glenny AM.
（J Dent 2004；32（3）：197-211.）

[セッティング] その他（文献29編）
[対象者] 小児、若年者、学生、歯学部生、矯正治療患者など
[サンプルサイズ] 2,630名
[エンドポイント（アウトカム）] プラーク指数（PI）と歯肉炎指数（GI）
[介入方法]
　1964～2001年までに発表された手用歯ブラシと電動歯ブラシに関わる文献を電子検索（5つのデータベース）し、2名の査読者でハンドサーチを行った。電動歯ブラシは①横振動型、②逆振動型、③振動回転型、④円運動型、⑤超音波型、⑥不明、に分類した。

[主な結果と結論]
　振動回転型の電動歯ブラシは手用歯ブラシと比較して、統計学的有意にPIとGIを短期（1～3ヵ月）、長期（3ヵ月～）問わず減少させた。ステイン除去、ブラシの耐久性、コスト、歯石形成の抑制については評価できなかった。

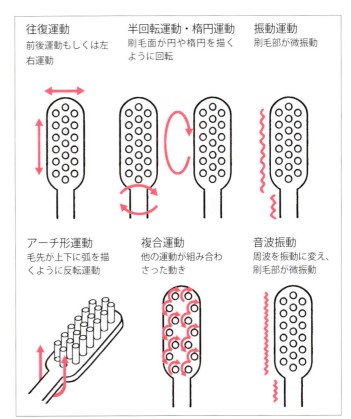

電動歯ブラシの動きの分類（参考文献1より引用改変）。

臨床での有効性・活用法　電動歯ブラシは音波・超音波効果や時間短縮など、手用歯ブラシと比較して利点もあるが、正しく取り扱わないと逆効果になる。そのためには電動歯ブラシの適切なブラッシング方法を指導する必要がある。

〈参考文献〉　1. 松田裕子（編）. 改訂 歯ブラシ事典第6版. 東京：学建書院, 2012.

歯肉縁上プラークの除去と歯肉炎の減少効果における音波歯ブラシと手用歯ブラシの比較

　12週間の単盲検臨床試験を行い、歯肉縁上プラークの除去効果と歯肉の炎症の減少効果について新しい音波歯ブラシ（ソニッケアー®）と従来の手用歯ブラシを比較した。
　歯肉炎指数（GI）が1.5より大きく5mm以上のポケットデプス（PD）がない60名の被験者をランダムに手用歯ブラシもしくは音波歯ブラシに振り分けた後、その使用法を指導し、それぞれ朝夕に2分間使用するように指示した。プラーク指数（PI）はベースライン時、1週、2週、4週、12週にTuresky指数を用いた。歯肉の炎症はGI、出血傾向スコア、プロービング時の出血（BOP）の有無、歯肉溝滲出液（GCF）量測定およびGCF中のアスパラギン酸アミノトランスフェラーゼ（AST）レベルで評価した。
　繰り返しの多変量分散解析が、5回の来院ごとに2グループ間において、時間と方法の相違によるすべての臨床評価について検出するために使用された。両タイプの歯ブラシは、歯肉縁上プラークの除去に効果的であった。音波歯ブラシは、全歯列の歯肉縁上プラーク除去における減少割合が統計学的に有意であり（F値：$P=0.012$）、臼歯部（F値：$P=0.003$）や歯間部（F値：$P=0.004$）のような、到達が困難な部位で特に有用であった。両タイプともに歯肉の炎症の改善に同等に効果的であった。音波歯ブラシは手用歯ブラシより歯肉の擦過傷を起こす傾向が少なく（音波歯ブラシ1例、手用歯ブラシ5例）、口腔清掃の器具として安全であることの確証が得られた。

（Tritten CB, et al. J Clin Periodontol 1996；23（7）：641-648.）

新しい音波歯ブラシの有効性と安全性の臨床的評価

　新しい音波歯ブラシの効果と安全性を単盲検臨床試験で調査した。音波歯ブラシは、毛束周囲の音波振動と流体力学的活性を歯面への直接的な機械的洗浄と組み合わせている。51名の被験者をランダムに音波歯ブラシか手用歯ブラシのどちらかに振り分けた。プラーク指数はベースライン時、1週間、2週間、4週間の2分間のブラッシング前後に測定した。歯肉炎指数（GI）および出血指数（BI）もそれぞれ評価した。長期間の安全性を評価するため29名の被験者は製品の使用6ヵ月後に再度評価した。プラークスコアの総平均の反復測定分散分析では、すべての時期で有意差を認め（$P<0.01$）、音波歯ブラシはすべての歯面においてプラーク除去効果が優れていることが示された。ベースライン時からのプラーク減少量は音波歯ブラシが手用歯ブラシより平均3倍優れていた。さらに、歯の部位別では、音波歯ブラシは手用歯ブラシより1.5～11.9倍の範囲でプラーク除去レベルが改善され、歯間部と舌側でもっとも改善していた。GIおよびBIも同様の傾向を示し、すべての計測点において両方の歯ブラシでGIは約17％、BIは約33％有意に減少した（$P<0.005$）。使用6ヵ月後の安全性評価では、製品に起因するような軟組織異常は認められなかった。

（Johnson BD, et al. J Periodontol 1994；65（7）：692-697.）

Electric (Powered) toothbrush

プラークと歯肉炎のコントロールにおける手用歯ブラシと新しい電動歯ブラシの比較

　本臨床治験では、残存プラークと歯肉炎における新しい電動ブラシ（ET）の効果を手用歯ブラシ（MT）と比較した。18～30歳の医学生40名が参加した。

　プラーク指数（PI）と歯肉炎指数（GI）はすべての歯の6部位で記録した。ベースライン時にPIとGIが1以上を対象とした。被験者はランダムにETかMTどちらかを使用するグループに割りあてられ、朝晩に2分間その歯ブラシのみを使用してブラッシングするように指示された。口腔清掃指導は行わなかった。

　再評価は1週後、2週後、6週後に行った。MTグループでは、6週後に平均PIにわずかな減少が認められた（全対象部位：1.2から1.1、隣接面：1.4から1.2）。ETではそれぞれ1.2から0.6、1.4から0.8に減少していた。また、6週後においてプラーク付着部位の割合はMTで24%（全対象部位）と30%（隣接面）、ETで8%と9%であった。MTでは平均GIはベースライン時と比較して6週後で変化はなかったが、ETでは1.1から0.9（全対象部位）、1.1から1.0（隣接面）に改善していた。GIが2以上の部位の割合は、6週後においてMTでは変化なかったが（全対象部位：11%、隣接面：13%）、ETではそれぞれ3%と4%であった。

（Stoltze K, et al. J Clin Periodontol 1994；21（2）：86-90.）

メインテナンス時における回転型電動歯ブラシと手用歯ブラシの歯周環境への有効性　Part 1．臨床評価

　本研究の目的は、メインテナンス患者において歯肉縁上プラークと歯肉の炎症のコントロールへの効果についてRotadent回転型電動歯ブラシと従来の歯ブラシを比較することである。歯周外科治療を含む歯周治療を受けた中等度～重度歯周炎患者で、3ヵ月ごとのメインテナンスを受けている40名を対象とし、年齢と性別に差異がないように2グループに分けた。一方のグループでは従来の歯ブラシ、デンタルフロス、トゥースピックを使用し、もう一方では回転型電動歯ブラシを12ヵ月の研究期間中使用した。

　単盲検臨床試験（プラーク指数、歯肉炎指数：GI、出血傾向、ポケットデプス、アタッチメントロス）はベースライン時および3ヵ月後、6ヵ月後、9ヵ月後、12ヵ月後に行った。歯肉縁下デブライドメントはベースライン時から1週後および6ヵ月後、12ヵ月後に行った。プラーク除去は3ヵ月毎に行われた。

　両グループともGIと出血傾向のスコアが12ヵ月間で有意に改善したが（$P<0.01$）、どの評価項目においてもグループ間での差はなかった。これらの結果から、メインテナンス患者において回転型電動歯ブラシは従来の歯ブラシ、デンタルフロス、トゥースピックの併用と同等にプラーク除去や歯肉の炎症のコントロールに効果的であることが示された。

（Boyd RL, et al. J Periodontol 1989；60（7）：390-395.）

歯科衛生士のためのペリオ・インプラント 重要12キーワード

3 Inter dental cleaning
歯間部清掃

歯ブラシだけでは歯間部および隣接面のプラークを除去することは難しく、セルフケアの徹底には補助的清掃器具の使用が不可欠である。特に歯間ブラシとデンタルフロスは、プラークコントロールにおいて必要性が高く、これらは正しく日常的に用いる必要がある。歯間ブラシは、高いプラーク除去能を有し、隣接面清掃のファーストチョイスと言えるが、歯間ブラシのサイズが鼓形空隙よりも大きいと歯間乳頭にダメージを与えてしまうため注意を要する。デンタルフロスは正常な乳頭歯肉で満たされて、空隙のない歯間部の清掃に有効である。

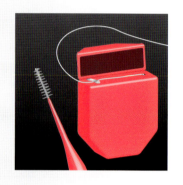

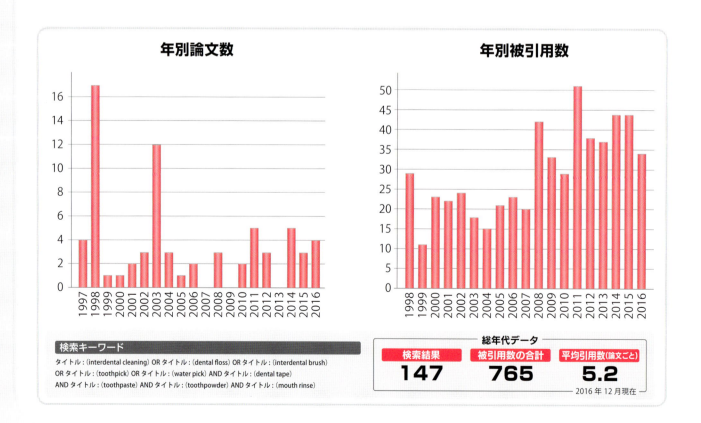

検索キーワード
タイトル：(interdental cleaning) OR タイトル：(dental floss) OR タイトル：(interdental brush)
OR タイトル：(toothpick) OR タイトル：(water pick) AND タイトル：(dental tape)
AND タイトル：(toothpaste) AND タイトル：(toothpowder) AND タイトル：(mouth rinse)

総年代データ
検索結果 **147** ／ 被引用数の合計 **765** ／ 平均引用数（論文ごと） **5.2**
2016年12月現在

3 Inter dental cleaning

トムソン・ロイターが選んだベスト20論文

順位	タイトル・和訳	2013年	2014年	2015年	2016年	合計引用数	平均引用数（1年ごと）
引用数 1位	Edman DC, Keene HJ, Shklair IL, Hoerman KC. Dental floss for implantation and sampling of *Streptococcus mutans* from approximal surfaces of human teeth. Arch Oral Biol 1975；20（2）：145-148. ヒト隣接面へのデンタルフロスの挿入による *Streptococcus mutans* の採取について	0	2	0	0	44	1.05
引用数 2位	Claydon NC. Current concepts in toothbrushing and interdental cleaning. Periodontol 2000 2008；48：10-22. ブラッシングと歯間部清掃に関する現在のコンセプト	4	7	4	8	37	4.11
引用数 3位	Bauroth K, Charles CH, Mankodi SM, Simmons K, Zhao Q, Kumar LD. The efficacy of an essential oil antiseptic mouthrinse vs. dental floss in controlling interproximal gingivitis: a comparative study. J Am Dent Assoc 2003；134（3）：359-365. 歯間部歯肉炎のコントロールに対するエッセンシャルオイル配合洗口剤およびデンタルフロスの有効性：比較研究	5	3	5	1	37	2.64
引用数 4位	Kiger RD, Nylund K, Feller RP. A comparison of proximal plaque removal using floss and interdental brushes. J Clin Periodontol 1991；18（9）：681-684. 隣接面プラーク除去効率におけるフロスと歯間ブラシの比較	2	2	1	0	34	1.31
引用数 5位	Waerhaug J. Healing of the dento-epithelial junction following the use of dental floss. J Clin Periodontol 1981；8（2）：144-150. デンタルフロスの使用後における上皮性付着の修復過程	1	0	0	2	30	0.83
引用数 6位	Keene HJ, Shklair IL, Mickel GJ. Effect of multiple dental floss-SnF 2 treatment on *Streptococcus mutans* in interproximal plaque. J Dent Res 1977；56（1）：21-27. デンタルフロスとフッ化第一スズの併用が歯間部プラークにおける *Streptococcus mutans* に及ぼす影響	0	1	0	0	30	0.75
引用数 7位	Finkelstein P, Grossman E. The effectiveness of dental floss in reducing gingival inflammation. J Dent Res 1979；58（3）：1034-1039. デンタルフロスの歯肉炎症軽減に対する効果	0	0	0	0	29	0.76

トムソン・ロイターが選んだベスト20論文

順位	タイトル・和訳	2013年	2014年	2015年	2016年	合計引用数	平均引用数（1年ごと）
引用数 8位	Hill HC, Levi PA, Glickman I. The effects of waxed and unwaxed dental floss on interdental plaque accumulation and interdental gingival health. J Periodontol 1973；44（7）：411-413. 歯間部プラーク堆積および歯間部歯肉の健康に及ぼすワックスタイプおよびアンワックスタイプデンタルフロスの効果	1	0	1	0	28	0.64
引用数 9位	Sharma NC, Charles CH, Qaqish JG, Galustians HJ, Zhao Q, Kumar LD. Comparative effectiveness of an essential oil mouthrinse and dental floss in controlling interproximal gingivitis and plaque. Am J Dent 2002；15（6）：351-355. 歯間部歯肉の健康とプラークの堆積に対するエッセンシャルオイル配合洗口剤とデンタルフロスの効果の比較	2	3	2	1	26	1.73
引用数 10位	Bergenholtz A, Brithon J. Plaque removal by dental floss or toothpicks. An intra-individual comparative study. J Clin Periodontol 1980；7（6）：516-524. デンタルフロスおよびトゥースピックによるプラーク除去効果 患者間比較研究	0	0	0	0	26	0.7
引用数 11位	Christou V, Timmerman MF, Van der Velden U, Van der Weijden FA. Comparison of different approaches of interdental oral hygiene: interdental brushes versus dental floss. J Periodontol 1998；69（7）：759-764. 歯間部清掃方法の比較：歯間ブラシとデンタルフロスの比較	3	2	2	1	24	1.26
引用数 12位	Jackson MA, Kellett M, Worthington HV, Clerehugh V. Comparison of interdental cleaning methods: a randomized controlled trial. J Periodontol 2006；77（8）：1421-1429. 歯間部清掃方法の比較：ランダム化比較試験	1	2	2	1	21	1.91
引用数 13位	Abrams H, Kopczyk RA. Gingival sequela from a retained piece of dental floss. J Am Dent Assoc 1983；106（1）：57-58. 残余したデンタルフロスに起因する歯肉における継発症	3	1	1	1	19	0.56
引用数 14位	Caton JG, Blieden TM, Lowenguth RA, Frantz BJ, Wagener CJ, Doblin JM, Stein SH, Proskin HM. Comparison between mechanical cleaning and an antimicrobial rinse for the treatment and prevention of interdental gingivitis. J Clin Periodontol 1993；20（3）：172-178. 歯間部歯肉炎の治療および予防に対する機械的清掃および抗菌効果を有する洗口剤の比較	1	1	0	1	17	0.71

Inter dental cleaning

トムソン・ロイターが選んだベスト20論文

	タイトル・和訳	2013年	2014年	2015年	2016年	合計引用数	平均引用数（1年ごと）
引用数 15位	Lamberts DM, Wunderlich RC, Caffesse RG. The effect of waxed and unwaxed dental floss on gingival health. Part I. Plaque removal and gingival response. J Periodontol 1982；53(6)：393-396. ワックスタイプおよびアンワックスタイプデンタルフロスの歯肉の健康に対する効果．Part 1．プラークの除去と歯肉の反応	0	0	0	0	17	0.49
引用数 16位	Rossow I. Intrafamily influences on health behavior. A study of interdental cleaning behavior. J Clin Periodontol 1992；19(10)：774-778. 家族内における健康習慣の影響の検討―隣接面清掃習慣に関する研究―	1	0	1	1	16	0.64
引用数 17位	Quirynen M, de Soete M, Pauwels M, Goossens K, Teughels W, van Eldere J, van Steenberghe D. Bacterial survival rate on tooth- and interdental brushes in relation to the use of toothpaste. J Clin Periodontol 2001；28(12)：1106-1114. 歯面における細菌の生存率――歯磨剤と歯間ブラシの併用効果	0	2	1	0	14	0.88
引用数 18位	Kashani H, Birkhed D, Petersson LG. Fluoride concentration in the approximal area after using toothpicks and other fluoride-containing products. Eur J Oral Sci 1998；106(1)：564-570. トゥースピックとその他のフッ化物配合製品を用いた際の隣接面におけるフッ化物濃度	0	0	0	0	14	0.74
引用数 19位	Sjögren K, Birkhed D, Rangmar S, Reinhold AC. Fluoride in the interdental area after two different post-brushing water rinsing procedures. Caries Res 1996；30(3)：194-199. ブラッシング後に行う2種類の異なる洗口法に、フッ化物を応用した場合の歯間部への効果について	3	1	1	0	14	0.67
引用数 20位	Crocombe LA, Brennan DS, Slade GD, Loc DO. Is self interdental cleaning associated with dental plaque levels, dental calculus, gingivitis and periodontal disease? J Periodontal Res 2012；47(2)：188-197. 患者による歯間部清掃はプラーク付着、う蝕、歯肉炎、歯周病と関係するか？	1	3	4	5	13	2.6

Current concepts in toothbrushing and interdental cleaning.

ブラッシングと歯間部清掃に関する現在のコンセプト

Claydon NC.
(Periodontol 2000 2008；48：10-22.)

[セッティング] その他
[主な結果と結論]

- 発症リスクを考慮した対応は予防医療の大原則である（ニーズに応じた口腔清掃）。ゆえに、歯面や歯種によるリスクの違いを考慮して対応することは効果を得るうえで大切なことである。

- スウェーデンの国民調査によると、歯間部清掃を日常的に行っている人は少なく、デンタルフロスを使用している成人は爪楊枝を使用している人の4分の1しかいない。このような現状からすると習慣的な口腔清掃はニーズに基づいたものとは言えず、多くの成人はもっともリスクの低い平滑面ばかりを磨いているといえる。

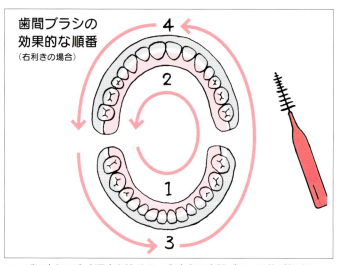

ニーズに応じて磨く順序を決める。歯磨きは歯間ブラシの後が好ましい。

- 「ニーズに応じた口腔清掃」を実現するには十分な動機づけ、情報提供、患者指導がなされる必要がある。新たな習慣を生活に取り入れる際には習慣化されている他の習慣（シャワーなど）と関連づけることが有効である。

- どのような歯間部清掃法が最良であるかを示したシステマティックレビューは存在しない。

- 口腔清掃指導プログラムは患者のリスク評価に基づくべきであり、それぞれの患者ごとに立案されるべきである。

臨床での有効性・活用法　歯種・歯面によって歯周疾患の発症リスクは異なる。患者の口腔内のリスクを考慮して口腔清掃指導を行う必要がある。

③ *Inter dental cleaning*

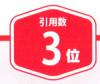
引用数 **3**位

The efficacy of an essential oil antiseptic mouthrinse vs. dental floss in controlling interproximal gingivitis: a comparative study.

歯間部歯肉炎のコントロールに対する
エッセンシャルオイル配合
洗口剤およびデンタルフロスの有効性：比較研究

Bauroth K, Charles CH, Mankodi SM, Simmons K, Zhao Q, Kumar LD.
（J Am Dent Assoc 2003；134（3）：359-365.）

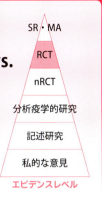

［セッティング］多施設
［対象者］18〜65歳の患者。20歯以上の健全歯を有する患者で、改変歯肉炎指数（mGI）が1.75以上、かつプラーク指数（PI）が1.95以上の者
［サンプルサイズ］326名
［エンドポイント（アウトカム）］PI、mGI、出血指数。これらを全顎的および歯間部の両方で調べた
［追跡率・期間］86.7％（6ヵ月）
［介入方法］

- エッセンシャルオイル（EO）群：ブラッシングに加えて、EO配合洗口剤を用いて、1日2回洗口を行う。
- デンタルフロス群：ブラッシングに加えて、1日1回デンタルフロスを用いた歯間部清掃を行う。
- コントロール群：ブラッシングに加えて、5％アルコール溶液を用いて1日2回洗口を行う。

［主な結果と結論］
　コントロール群と比較して、EO群およびデンタルフロス群では6ヵ月後において歯間部mGIが有意に小さな値を示した。EO群では他2群と比較して、3ヵ月後および6ヵ月後において有意に小さな歯間部PIを示した。

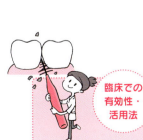

臨床での有効性・活用法
通常のブラッシングに加えて、EO配合洗口剤をうまく用いることで歯肉炎の発症を予防する可能性がある。しかしながら本研究は、洗口剤販売元によって行われたものであることを考慮しなくてはならない。

A comparison of proximal plaque removal using floss and interdental brushes.

隣接面プラーク除去効率における フロスと歯間ブラシの比較

Kiger RD, Nylund K, Feller RP.
（J Clin Periodontol 1991；18（9）：681-684.）

[セッティング] 大学病院（ロマリンダ大学）
[対象者] 歯周治療を受けたことのある患者
[サンプルサイズ] 30名
[エンドポイント（アウトカム）] 頬舌側のプラーク指数（Quigley & Hein）、隣接面のプラーク指数（Wolffe）、歯肉炎指数（GI）
[追跡率・期間] 100%（交差試験各1ヵ月）
[介入方法]
①歯ブラシのみ
②歯ブラシとアンワックスフロスの併用
③歯ブラシと歯間ブラシの併用
[主な結果と結論]
　「③歯ブラシと歯間ブラシの併用」によって、ベースライン時と比べて有意に隣接面のプラーク指数（PI）が低下した。また、「①歯ブラシのみ」および「②歯ブラシとフロスの併用」と比べても、隣接面のPIが有意に低かった。「③歯ブラシと歯間ブラシの併用」は隣接面のプラークコントロールに効果的であることが示された。

歯間ブラシの使用で
隣接面のプラーク付着量が大きく改善！

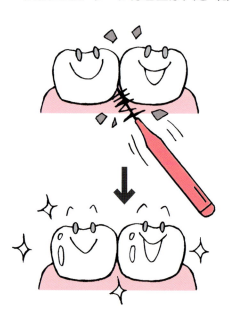

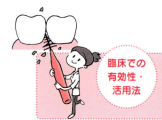

臨床での有効性・活用法　補助的清掃器具として歯間ブラシがもっともプラークコントロールに優れていることが示された。しかしながら本研究では、歯間ブラシの使用が歯肉退縮やブラックトライアングルの原因になるのかについては調査されていない。臨床ではこれらのことも考慮する必要がある。

3 Inter dental cleaning

Healing of the dento-epithelial junction following the use of dental floss

デンタルフロスの使用後における上皮性付着の修復過程

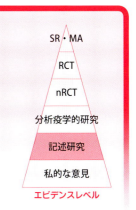

Waerhaug J.
(J Clin Periodontol 1981；8（2）：144-150.)

[セッティング]大学病院（オスロ大学）
[対象者]矯正治療によって第一小臼歯の抜歯が必要な12歳児
[サンプルサイズ]7名、28本の第一小臼歯
[エンドポイント（アウトカム）]デンタルフロスの使用後、15分～3週間経過した後に抜歯を行う。抜去歯の近遠心を色素にて染色し、上皮性付着の形跡を観察する。
[介入方法]
　近心ではデンタルフロスによる隣接面清掃を行う。遠心では行わない。
[主な結果と結論]
　デンタルフロスを用いた隣接面清掃の15分後、24時間後に抜去した歯では上皮性付着がまったく確認されなかった。3日後に抜去した歯では上皮性付着の再付着が確認され、2週間後に抜去した歯では完全な上皮性付着の再生が認められた。

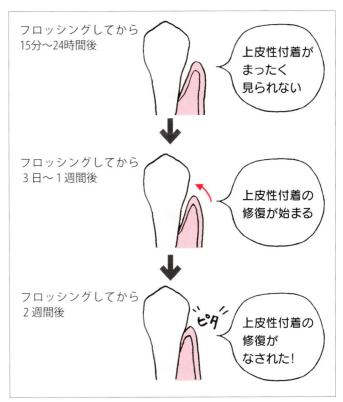

デンタルフロス使用後の上皮性付着の修復。

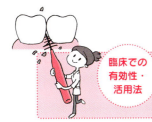

臨床での有効性・活用法　フロスの使用により上皮性付着は侵襲を受けるが、この反応は可逆的なものであって、為害性があるものではない。

デンタルフロスとフッ化第一スズの併用が歯間部プラークにおける *Streptococcus mutans* に及ぼす影響

7名の若年男性の歯間隣接面からプラークを採取し解析した。その結果、被験者によってう蝕原性菌である *Streptococcus mutans*（*S.mutans*）の存在比率および存在部位が異なることが判明した。10%フッ化第一スズおよび生理食塩水をデンタルフロスと併用した際の短期間における *S.mutans* に対する除去効果を評価した。その結果、フッ化第一スズを用いた群では生理食塩水を用いた群と比較して *S.mutans* が見られる部位が顕著に減少した。今後、長期間のう蝕発症に関するさらなる調査と研究が必要であると考えられる。

（Keene HJ, et al. J Dent Res 1977；56（1）：21-27.）

デンタルフロスおよびトゥースピックによるプラーク除去効果患者間比較研究

10名の被験者においてプラーク付着量の患者間比較評価を行った。2週間の評価期間中、被験者はナイロン製デンタルフロス（アンワックス、ワックス、特殊加工）、シルク製デンタルフロス（アンワックス、ワックス）、スーパーフロスおよび歯間清掃用トゥースピック（三角形）を用いた。隣接歯とコンタクトがあり、歯間部鼓形空隙を有する歯のみを評価対象とした。隣接面におけるプラーク除去効果の評価にはプラーク指数（Silness & Löe 1964）の変法を用い、各歯において10歯面を評価した。デンタルフロスはトゥースピックより高いプラーク除去効果を示し、特に舌側隣接面においてこの傾向が強く認められた。

（Bergenholtz A, et al. J Clin Periodontol 1980；7（6）：516-524.）

3 Inter dental cleaning

歯間部清掃方法の比較：歯間ブラシとデンタルフロスの比較

　本研究の目的は、これまでに歯周治療を行っていない中等度～重度歯周炎患者において、歯肉縁下デブライドメントを行う6週間前からデンタルフロスおよび歯間ブラシを使用した際のプラーク減少量、歯肉の炎症状態、ポケットデプス（PD）の変化を調べることである。

　26名の患者（女性12名、男性14名、平均37.4歳：27～72歳）に対して6週間歯ブラシでの口腔清掃に加えて補助的清掃器具として、歯列の片側にデンタルフロス、反対側に歯間ブラシを使用するように指導した。歯ブラシおよび2種類の補助清掃器具の使用方法はベースライン時および3週目に指導した。ベースライン時および6週後にプラーク指数（PI）、PD、2種類の出血指数（プロービング時の出血：BOP、60度の角度をつけて歯肉溝上皮にプローブをあてた際の出血）を調べた。

　デンタルフロスを用いた場合、隣接面PIはベースライン時3.09であり、6週後には2.15に減少した一方で、歯間ブラシを用いた場合では3.10から2.47に減少した。歯間ブラシではデンタルフロスと比較して有意に大きなプラーク除去効果が認められた。ベースライン時のPDは、歯間ブラシ使用側では5.84mm、デンタルフロス使用側では5.59mmであり、6週後では両群とも5.01mmまで改善し、歯間ブラシ使用側の方が大きなPD減少が認められた。2種類の出血指数においてはともにわずかな改善がみられたが群間における差は認められなかった。デンタルフロスの使用は患者に受け入れが困難であるという現状があり、これと比較して歯間ブラシの有効性が高いと感じられた。結論として、歯ブラシと併用するにあたり歯間ブラシはデンタルフロスと比較してプラーク除去効果やPD減少量において有効であることが示された。得られた群間の差は小さかったが、患者の好みを加味すると中等度～重度歯周炎患者の歯間部プラーク除去に関して、歯間ブラシがデンタルフロスと比較し有用であることが示唆された。

（Christou V, et al. J Periodontol 1998；69（7）：759-764.）

歯間部清掃方法の比較：ランダム化比較試験

背景： 歯周病罹患患者において、ホームケアにおける歯間部清掃は不可欠である。しかしながら、根面デブライドメントを行う前の歯間部清掃については、歯周病学的見地からその有効性に関するデータは少ない。そこで本研究の目的は慢性歯周炎患者においてデンタルフロスおよび歯間ブラシを用いた歯間部清掃が、根面デブライドメント前の臨床的パラメータに及ぼす効果を比較することである。

方法： 本研究は一重盲検化ランダム化比較試験である。77名の慢性歯周炎患者において、プラーク付着量、隣接面相対歯肉レベル、歯間部出血指数（Eastman隣接面出血指数）、ポケットデプス（PD）および歯間部のプロービング時の出血に関して計測した後に、10分間の手用スケーラーを用いた歯石除去を行った。被験者を各群に振り分ける前にすべての患者に歯ブラシを用いた口腔清掃法、デンタルフロスを用いた歯間部清掃法およびプレカーブ構造を有する歯間ブラシを用いた歯間部清掃法を指導した。その後、被験者の割り振りを行い、各種清掃器具を渡した。被験者は6週および12週後に来院し、臨床的評価ならびに再度口腔清掃指導を行った後、新たな清掃器具を受け取った。

結果： すべての指標においてベースライン時と比較して有意な減少を認めた（P<0.01）。6週後、すべての指標において歯間ブラシ使用群でフロス使用群よりも大きな改善を認め、統計学的に有意な差を認めた（P<0.05）。12週後において、プラーク付着量、隣接面相対歯肉レベル、PDで歯間ブラシ使用群はデンタルフロス使用群と比較して有意な改善を認めた（P<0.01）。

結論： 本研究から歯間部清掃により歯周治療に関する臨床パラメータの改善が可能であることが認められ、特に歯間ブラシの効果は大きく、根面デブライドメント前においても一定の改善が示された。

（Jackson MA, et al. J Periodontol 2006；77（8）：1421-1429.）

歯科衛生士のためのペリオ・インプラント 重要12キーワード

4 Dentifrice / Mouthrinse
歯磨剤・洗口剤

歯磨剤や化学的プラークコントロールに代表される洗口剤は、機械的プラークコントロールへの補助的効果を期待するものであり、現在さまざまな種類のものが開発、販売され広く普及している。歯磨剤や洗口剤の成分や使用法は患者の症状や治療ステータスなど目的によって多岐にわたることから、適切な選択を行うには利点・欠点を含んだ十分な知識が必要不可欠である。

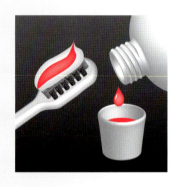

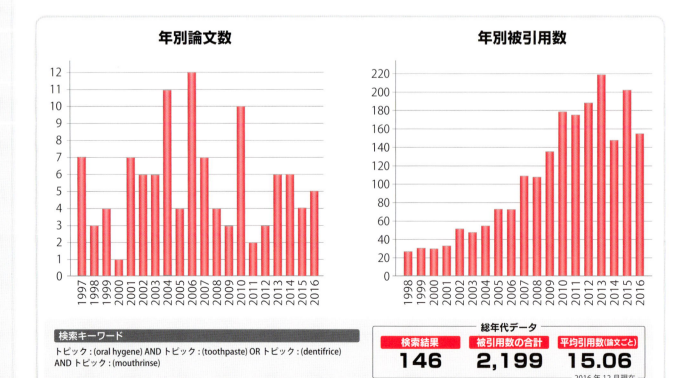

検索キーワード
トピック：(oral hygiene) AND トピック：(toothpaste) OR トピック：(dentifrice) AND トピック：(mouthrinse)

総年代データ
検索結果	被引用数の合計	平均引用数(論文ごと)
146	2,199	15.06

2016年12月現在

❹ Dentifrice / Mouthrinse

トムソン・ロイターが選んだベスト20論文

順位	タイトル・和訳	2013年	2014年	2015年	2016年	合計引用数	平均引用数（1年ごと）
引用数 1位	Reynolds EC, Cai F, Cochrane NJ, Shen P, Walker GD, Morgan MV, Reynolds C. Fluoride and casein phosphopeptide-amorphous calcium phosphate. J Dent Res 2008；87（4）：344-348. フッ化物とカゼインホスホペプチド・非結晶リン酸カルシウム複合体	11	15	11	22	117	13
引用数 2位	Gunsolley JC. A meta-analysis of six-month studies of antiplaque and antigingivitis agents. J Am Dent Assoc 2006；137（12）：1649-1657. プラーク形成抑制および歯肉炎抑制剤6ヵ月使用の効果に対するメタアナリシス	12	12	15	10	109	9.91
引用数 3位	Skrtic D, Hailer AW, Takagi S, Antonucci JM, Eanes ED. Quantitative assessment of the efficacy of amorphous calcium phosphate/methacrylate composites in remineralizing caries-like lesions artificially produced in bovine enamel. J Dent Res 1996；75（9）：1679-1686. ウシエナメル質に作製したう蝕様病変の再石灰化における非結晶リン酸カルシウム・メタクリレート複合体の効果に対する定量的評価	9	8	6	3	91	4.33
引用数 4位	Stoeken JE, Paraskevas S, van der Weijden GA. The long-term effect of a mouthrinse containing essential oils on dental plaque and gingivitis: a systematic review. J Periodontol 2007；78（7）：1218-1228. デンタルプラークおよび歯肉炎に対するエッセンシャルオイル配合洗口剤の長期使用の効果：システマティックレビュー	12	6	11	7	64	6.4
引用数 5位	Langhorst SE, O'Donnell JN, Skrtic D. *In vitro* remineralization of enamel by polymeric amorphous calcium phosphate composite: quantitative microradiographic study. Dent Mater 2009；25（7）：884-891. *In vitro*における高分子非結晶リン酸カルシウム複合体によるエナメル質の再石灰化：定量的マイクロ放射線研究	11	11	10	12	62	7.75
引用数 6位	Sharma N, Charles CH, Lynch MC, Qaqish J, McGuire JA, Galustians JG, Kumar LD. Adjunctive benefit of an essential oil-containing mouthrinse in reducing plaque and gingivitis in patients who brush and floss regularly: a six-month study. J Am Dent Assoc 2004；135（4）：496-504. 歯ブラシとフロスを常用している患者における、プラーク減少および歯肉炎軽減に対するエッセンシャルオイル配合洗口剤の補助的効果：6ヵ月にわたる調査	4	6	10	4	62	4.77
引用数 7位	Charles CH, Sharma NC, Galustians HJ, Qaqish J, McGuire JA, Vincent JW. Comparative efficacy of an antiseptic mouthrinse and an antiplaque/antigingivitis dentifrice. A six-month clinical trial. J Am Dent Assoc 2001；132（5）：670-675. 殺菌効果を有する洗口剤とプラーク付着抑制・歯肉炎予防効果を有する歯磨剤の比較　6ヵ月にわたる臨床試験	6	2	4	0	51	3.19

歯科衛生士のためのペリオ・インプラント 重要12キーワード（関連性の高い論文の構造化抄録・和訳）

トムソン・ロイターが選んだベスト20論文

順位	タイトル・和訳	2013年	2014年	2015年	2016年	合計引用数	平均引用数（1年ごと）
引用数 8位	Renton-Harper P, Addy M, Moran J, Doherty FM, Newcombe RG. A comparison of chlorhexidine, cetylpyridinium chloride, triclosan, and C31G mouthrinse products for plaque inhibition. J Periodontol 1996 ; 67（5）: 486-489. プラーク抑制に対するクロルヘキシジン、塩化セチルピリジニウム、トリクロサンおよびC31Gの比較	1	1	2	1	51	2.43
引用数 9位	Wu CD, Savitt ED. Evaluation of the safety and efficacy of over-the-counter oral hygiene products for the reduction and control of plaque and gingivitis. Periodontol 2000 2002 ; 28 : 91-105. プラークおよび歯肉炎の減少やコントロールを目的とした市販の口腔衛生製品の安全性および有効性の評価	1	4	4	7	49	3.27
引用数 10位	Sjögren K, Birkhed D. Effect of various post-brushing activities on salivary fluoride concentration after toothbrushing with a sodium fluoride dentifrice. Caries Res 1994 ; 28（2）: 127-131. フッ化ナトリウム配合歯磨剤を使用したブラッシング後の唾液中フッ化物濃度に対する、ブラッシング後に行うさまざまな方法の効果	4	2	2	1	39	1.7
引用数 11位	Paraskevas S, van der Weijden GA. A review of the effects of stannous fluoride on gingivitis. J Clin Periodontol 2006 ; 33（1）: 1-13. フッ化第一スズの歯肉に対する効果のレビュー	7	4	3	3	38	3.45
引用数 12位	Sales-Peres SH, Pessan JP, Buzalaf MA. Effect of an iron mouthrinse on enamel and dentine erosion subjected or not to abrasion: an in situ/ex vivo study. Arch Oral Biol 2007 ; 52（2）: 128-132. エナメル質および象牙質のエロージョンおよび摩耗に対する鉄分配合洗口剤の効果：in situ/ex vivo 研究	5	2	4	1	37	3.7
引用数 13位	Bauroth K, Charles CH, Mankodi SM, Simmons K, Zhao Q, Kumar LD. The efficacy of an essential oil antiseptic mouthrinse vs. dental floss in controlling interproximal gingivitis: a comparative study. J Am Dent Assoc 2003 ; 134（3）: 359-365. 歯間部歯肉炎のコントロールに対するエッセンシャルオイル配合洗口剤およびデンタルフロスの有効性：比較研究	5	3	5	1	37	2.64
引用数 14位	Ciancio SG. Agents for the management of plaque and gingivitis. J Dent Res 1992 ; 71（7）: 1450-1454. プラークおよび歯肉炎の管理の手段	0	0	1	0	33	1.32

4 Dentifrice / Mouthrinse

トムソン・ロイターが選んだベスト20論文

順位	タイトル・和訳	2013年	2014年	2015年	2016年	合計引用数	平均引用数（1年ごと）
引用数 15位	Øgaard B, Alm AA, Larsson E, Adolfsson U. A prospective, randomized clinical study on the effects of an amine fluoride/stannous fluoride toothpaste/mouthrinse on plaque, gingivitis and initial caries lesion development in orthodontic patients. Eur J Orthod 2006；28（1）：8-12. 矯正患者におけるプラーク、歯肉炎および初期う蝕に対するアミンフッ化物・フッ化スズ配合歯磨剤・洗口剤の効果に関する前向きランダム化臨床試験	5	3	5	4	32	2.91
引用数 16位	Lee SS, Zhang W, Li Y. The antimicrobial potential of 14 natural herbal dentifrices: results of an in vitro diffusion method study. J Am Dent Assoc 2004；135（8）：1133-1141. 14の天然ハーブ配合歯磨剤の抗菌作用の可能性：in vitro における拡散法研究	1	5	5	3	31	2.38
引用数 17位	Kopczyk RA, Abrams H, Brown AT, Matheny JL, Kaplan AL. Clinical and microbiological effects of a sanguinaria-containing mouthrinse and dentifrice with and without fluoride during 6 months of use. J Periodontol 1991；62（10）：617-622. 6ヵ月間における血根草配合洗口剤および歯磨剤とフッ化物併用の臨床および微生物学的効果	3	1	1	1	30	1.15
引用数 18位	Lin YJ. Buccal absorption of triclosan following topical mouthrinse application. Am J Dent 2000；13（4）：215-217. 洗口剤使用に付随する口腔内におけるトリクロサンの吸収	1	2	4	4	29	1.71
引用数 19位	Chow LC, Takagi S, Shih S. Effect of a two-solution fluoride mouthrinse on remineralization of enamel lesions in vitro. J Dent Res 1992；71（3）：443-447. エナメル質の再石灰化に対する2つのフッ化物洗口剤の In vitro における効果	2	2	0	0	28	1.12
引用数 20位	Mankodi S, Bartizek RD, Winston JL, Biesbrock AR, McClanahan SF, He T. Anti-gingivitis efficacy of a stabilized 0.454% stannous fluoride/sodium hexametaphosphate dentifrice. A controlled 6-month clinical trial. J Clin Periodontol 2005；32（1）：75-80. 歯肉炎に対する0.454%フッ化スズ・ヘキサメタリン酸ソーダ配合歯磨剤の効果　6ヵ月間の比較臨床試験	3	2	3	2	27	2.25

A meta-analysis of six-month studies of antiplaque and antigingivitis agents.

プラーク形成抑制および歯肉炎抑制剤 6ヵ月使用の効果に対するメタアナリシス

Gunsolley JC.
J Am Dent Assoc 2006；137（12）：1649-1657.

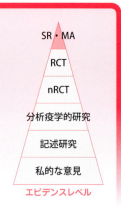

[セッティング] その他（文献50編）
[対象者] 18歳以上の健常者
[エンドポイント（アウトカム）] 洗口剤および歯磨剤使用によるプラーク形成および歯肉炎抑制効果
[追跡率・期間] 6ヵ月またはそれ以上
[介入方法]
　プラーク形成抑制・歯肉炎抑制を目的として使用した洗口剤と歯磨剤の効果について、6ヵ月以上評価したランダム化比較試験（被験者18歳以上）をMEDLINE上で電子検索し、その後ハンドサーチを行った。
[主な結果と結論]
　50文献が対象となった。そのうち21文献がエッセンシャルオイル配合洗口剤の有効性を、7文献が0.12％クロルヘキシジン配合洗口剤の強い抑制効果をサポートしていた。塩化セチルピリジニウム配合洗口剤は各製品によって多様であり製法によって左右されるが、本システマティックレビューでは洗口剤・歯磨剤使用とプラーク形成および歯肉炎の抑制との強い関連性を示しており、その相対効果はデンタルフロスの使用と近似している。よって成人の歯肉の状態を最良にするためには口腔清掃にこれらを併用するべきである。

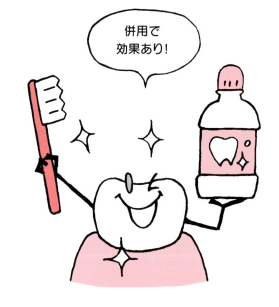

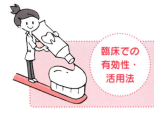

洗口剤は口腔ケアに有用であるが、配合薬剤などを的確に把握し、個々の口腔内に合った洗口剤を推奨する必要がある。また、洗口剤による化学的清掃は補助的なものであることを念頭に口腔清掃指導を行うべきである。

Dentifrice / Mouthrinse

The long-term effect of a mouthrinse containing essential oils on dental plaque and gingivitis: a systematic review.

デンタルプラークおよび歯肉炎に対する
エッセンシャルオイル配合洗口剤の
長期使用の効果：システマティックレビュー

Stoeken JE, Paraskevas S, van der Weijden GA.
(J Periodontol 2007；78(7)：1218-1228.)

[セッティング] その他（文献11編）
[対象者] 18歳以上の歯肉炎を有する健常者
[エンドポイント（アウトカム）] プラークおよび歯肉の炎症に対するエッセンシャルオイル（EO）配合洗口剤の効果
[追跡率・期間] 6～9ヵ月
[介入方法]
　2006年12月までに出版された文献で、毎日のブラッシングへのEO配合洗口剤の併用とプラークおよび歯肉炎の関連性について6ヵ月以上追跡したものをMEDLINEとCochrane Central Register of Controlled Trialsを用いて検索した。その後2名の査読者がハンドサーチを行った。なお、被験者は重度歯周炎患者を除いた18歳以上の健常者とした。

[主な結果と結論]
　11論文がレビュー対象となり、洗口剤は歯ブラシと併用して用いられた。EO配合洗口剤を併用した群では併用しなかった群と比較し有意に歯肉炎およびプラークスコアが減少し、歯間部においてはより顕著な減少が認められた。フロスを用いた群との比較では歯肉炎に関しては有意な差は認められなかったが、プラークスコアの有意な減少が認められた。また、ほとんどの文献においてEO配合洗口剤による着色は併用しなかった場合と比較して有意差はないとしている。以上のことからEO配合洗口剤は、目に見えない部分の口腔ケアに適しており、付加価値があるものと言える。

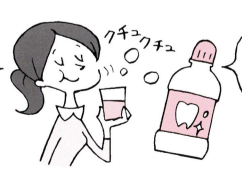

臨床での有効性・活用法：EO配合洗口剤は現在日本でも広く普及しており有効であると考えられている。歯ブラシとの併用が必要なため、使用方法を患者に説明し、適切に利用していくことが求められる。

歯科衛生士のためのペリオ・インプラント 重要12キーワード（関連性の高い論文の構造化抄録・和訳）

引用数 6位

Adjunctive benefit of an essential oil-containing mouthrinse in reducing plaque and gingivitis in patients who brush and floss regularly: a six-month study.

歯ブラシとフロスを常用している患者における、プラーク減少および歯肉炎軽減に対するエッセンシャルオイル配合洗口剤の補助的効果：6ヵ月にわたる調査

Sharma N, Charles CH, Lynch MC, Qaqish J, McGuire JA, Galustians JG, Kumar LD.
（J Am Dent Assoc 2004；135（4）：496-504.）

[セッティング]その他
[対象者]全身疾患のない軽度～中等度歯肉炎を有する者
[サンプルサイズ]237名
[エンドポイント（アウトカム）]エッセンシャルオイル（EO）配合洗口剤によるプラーク減少、および歯肉炎軽減への効果
[追跡率・期間]96.3％（6ヵ月）
[介入方法]
　患者をランダムに3群（①歯ブラシとコントロール洗口剤、②歯ブラシ、デンタルフロスとコントロール洗口剤、③歯ブラシ、デンタルフロスとEO配合洗口剤を使用）に分け、同時に口腔清掃指導を行い、6ヵ月後の改変歯肉炎指数（mGI）、プラーク指数（PI）、出血指数の変化を評価した。

[主な結果と結論]
　246名中237名が評価対象となった。ベースライン時より6ヵ月後、EO配合洗口剤を併用した群において、他の2群と比較しmGIおよびPIの著明な減少が認められた。これらの結果より、日常的に歯ブラシとデンタルフロスにて口腔清掃を行っている歯肉炎患者に対しては、EO配合洗口剤の併用を推奨することでプラークおよび歯肉炎指数が減少するといった付加的効果が得られるといえる。

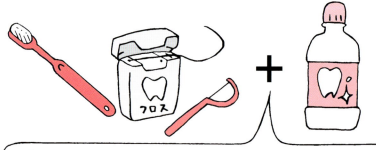

歯ブラシやデンタルフロスに補助的にEO配合洗口剤を使用することで、歯肉炎やプラーク指数のさらなる改善が期待できる。

臨床での有効性・活用法
EO配合洗口剤の使用は洗口剤単体ではなく、歯ブラシとフロスに併用することで効果を発揮するといえる。よって洗口剤のみに頼るのではなく、補助的役割であるといった認識が大切である。

④ Dentifrice / Mouthrinse

Comparative efficacy of an antiseptic mouthrinse and an antiplaque/antigingivitis dentifrice. A six-month clinical trial.

殺菌効果を有する洗口剤とプラーク付着抑制・
歯肉炎予防効果を有する歯磨剤の比較
6ヵ月にわたる臨床試験

Charles CH, Sharma NC, Galustians HJ, Qaqish J, McGuire JA, Vincent JW.
(J Am Dent Assoc 2001；132(5)：670-675.)

[セッティング]その他
[対象者]18～65歳の軽度～中等度歯肉炎およびプラーク付着を認める健常者（歯周炎を有する者は除外）
[サンプルサイズ]316名
[エンドポイント（アウトカム）]プラーク付着抑制・歯肉炎改善に対する洗口剤と歯磨剤の効果比較
[追跡率・期間]6ヵ月
[介入方法]
　被験者をランダムに3群（①コントロール歯磨剤とリステリン®、②コルゲート®とリステリン®、③コントロール歯磨剤とコントロール洗口剤）に分類し、3ヵ月後および6ヵ月後の改変歯肉炎指数（mGI）、出血指数（BI）、プラーク指数（PI）、歯肉炎重症度指数およびプラーク重症度指数の変化を評価した。なお、被験者はベースライン時に口腔衛生指導を受け、1日2回1分間の歯ブラシと20mlのリステリン®での30秒間洗口を6ヵ月継続して行った。

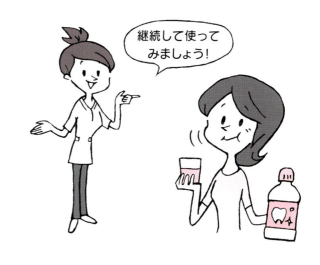

[主な結果と結論]
　3ヵ月および6ヵ月後、リステリン®使用群（①）、コルゲート®使用群（②）ともにコントロール群（③）と比較し、mGI、BIおよびPIすべてにおいて有意な改善が認められた。特に、リステリン®使用群（①）での改善は顕著であり、コルゲート®使用群（②）と比較しmGIについては有意な差はないものの、BIおよびPIにおいては顕著な改善を認めた。

[臨床での有効性・活用法] 洗口剤は継続的に使用することで効果を発揮する。したがって歯科医師・歯科衛生士と患者で長期的に実践可能な口腔清掃方法を構築し、計画的かつ効率的に使用していくことが推奨される。

フッ化物と
カゼインホスホペプチド・非結晶リン酸カルシウム複合体

　カゼインホスホペプチド・非結晶リン酸カルシウム複合体(CPP-ACP)はう蝕の進行を抑制し、エナメル質表面の病巣を再石灰化することが知られている。本研究の目的は、CPP-ACPが有するプラークへのフッ化物取り込み増加能およびエナメル質に対する再石灰化促進能を検証することである。本研究では、CPP-ACP、フッ化物配合洗口剤および歯磨剤を用い二重盲検でのランダム化交差試験を行った。

　洗口剤は1日3回60秒間の使用を5日間行ってもらい、歯肉縁上プラークを採取し解析した。歯磨剤はスラリーにし、1日4回60秒間の洗口を14日間行ってもらった。その結果、2％CPP-ACPを添加した450ppmフッ化物配合洗口剤では、有意にプラークへのフッ化物取り込みを上昇させた。また、2％CPP-ACP配合歯磨剤の使用は2,800ppmフッ化物と同様の再石灰化が認められた。2％CPP-ACP配合歯磨剤に1,100ppmフッ化物を添加した場合では、他のすべての群と比較し優れた結果を示した。

（Reynolds EC, et al. J Dent Res 2008；87（4）：344-348.）

プラーク抑制に対するクロルヘキシジン、塩化セチルピリジニウム、
トリクロサンおよびC31Gの比較

　現在、口腔衛生の補助的役割を担う洗口剤は数多く存在しており、一般に広く普及している。しかしながら、多くの洗口剤は現在まで評価されておらず、相対的に比較されているものはごくわずかである。本研究では、塩化セチルピリジニウム(CPC)、クロルヘキシジン、C31Gおよびトリクロサンの4種類の洗口剤について、生理食塩水をコントロール群とし比較検討を行った。また、本研究は4日間のプラーク再増殖について検証した単盲検でのランダム化交差デザインであり、歯が存在する20名の被験者を対象に行った。

　被験者は実験1日目の時点で専門的な口腔ケアによって徹底的なプラーク除去を正常な値になるまで行い、その後は1日2回決められた洗口剤(15ml)にて洗口を行った。5日目の時点でプラーク指数およびプラーク付着部位数を記録した。これらの値は、クロルヘキシジン、CPC、トリクロサン、C31G、生理食塩水の順で有意な減少が認められた。さらにクロルヘキシジンにおいては、生理食塩水との間に顕著な有意差が認められた。これらのことから本研究の結果は、歯ブラシの困難な部位に補助的に使用される洗口剤の化学的効果を示していると考えられる。

（Renton-Harper P, et al. J Periodontol 1996；67（5）：486-489.）

Dentifrice / Mouthrinse

フッ化ナトリウム配合歯磨剤を使用したブラッシング後の唾液中フッ化物濃度に対する、ブラッシング後に行うさまざまな方法の効果

　本研究は8項目の実験から構成され、ブラッシング後のケアについて3方法に分類（①水で1～2回洗口、②歯磨剤と水から成るスラリーまたは0.05%フッ化ナトリウム溶液にて洗口、もしくはブラッシングなしでフッ化ナトリウム溶液による洗口のみ、③2分間咀嚼し飲料する）し、その際の唾液中フッ化物濃度に対する効果について検証した。ブラッシングは0.32%フッ化ナトリウム配合歯磨剤を1.5g使用した。本研究は15名の被験者を対象に行われ、全唾液中のフッ化物濃度を洗口後0、2、5、10、20、30、45分後に測定した。

　最初（ブラッシング後0分）の唾液中フッ化物濃度は、まったく洗口を行わなかった群と比較し、1つの方法のみを行った後では1～2分間減少し、水での洗口を含む2つの方法を行った後では4～5分間減少した（$p<0.001$）。0.05%フッ化ナトリウム配合洗口剤による洗口をブラッシング後に行った場合では、ブラッシングのみを行った群と比較し、フッ化物濃度の上昇が認められた（$p<0.001$）。歯磨剤および水から成るスラリーにて洗口した場合では、0.05%フッ化ナトリウム溶液にて洗口のみ行った群と比較し、有意差はないものの唾液中フッ化物濃度はわずかに低い値を示した。③の方法ではブラッシングのみと比較し、12～15分間で唾液中フッ化物濃度の減少が認められた（$p<0.001$）。

（Sjögren K, et al. Caries Res 1994；28（2）：127-131.）

フッ化第一スズの歯肉に対する効果のレビュー

目的：フッ化第一スズの歯肉に対する効果についての文献をレビューすること
材料および方法：MEDLINE および Cochrane Central Register of Controlled Trials を用いて2005年8月までの適した文献を検索した。主要結果指標は歯肉炎とした。
結果：542文献のタイトルおよび抄録をスクリーニングした結果、36文献が該当し（査読者間0.76e スコア）、最終的に15文献が適性基準を満たしていた。フッ化第一スズ配合歯磨剤に関しては、コントロール群と比較し、統計的に有意な歯肉炎の減少が認められた（加重平均差：歯肉炎指数0.15、歯肉炎重症度指数0.21）（解析の異質性 $p<0.00001$、$I^2=91.1\%$、$p=50.03$、$I^2=80.1\%$）が、プラーク減少に関しては矛盾した結果が存在した。プラーク指数に関して差は認められなかったが、一方で Turesky 指数のメタアナリシスでは0.31の加重平均差が示された（$p<0.01$、解析の異質性 $p<0.0001$、$I^2=91.7\%$）。データ不十分であったため、フッ化第一スズ配合洗口剤および洗口剤・歯磨剤の組成に関してはメタアナリシスを行わなかった。
考察：フッ化第一スズ配合歯磨剤の使用はコントロール歯磨剤と比較し、歯肉炎およびプラークを減少させることが示された。なお、本実験結果は不均一性が高かったことからフッ化第一スズの効果がどれほどのものなのかを正確に評価するのは困難であった。

（Paraskevas S, et al. J Clin Periodontol 2006；33（1）：1-13.）

歯科衛生士のためのペリオ・インプラント 重要12キーワード

5 Hand scaling
手用スケーリング

歯面に付着したプラーク、歯石、病的セメント質および沈着物の機械的な除去を行うこと。器具の種類はシックル型、キュレット型、ホウ型、ファイル型、チゼル型がある。現在では、シックル型とキュレット型が主に使用されている。キュレット型の中でも1940年代にミシガン大学のClayton H. Graceyによって考案されたグレーシータイプが一般的なスケーラーとして臨床に広く取り入れられている。ルートプレーニングの仕上げとして根面のスムーズ感を手指の感覚で判断できるため、手用スケーラーを使用する技術の向上は必要である。

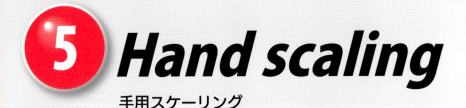

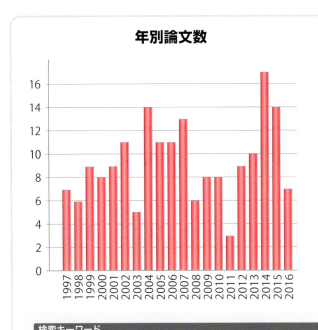

年別論文数

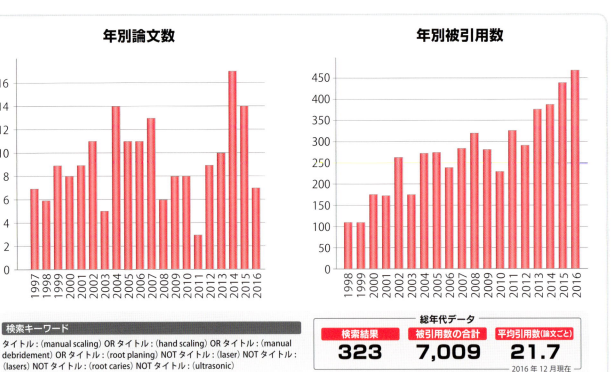

年別被引用数

検索キーワード

タイトル：(manual scaling) OR タイトル：(hand scaling) OR タイトル：(manual debridement) OR タイトル：(root planing) NOT タイトル：(laser) NOT タイトル：(lasers) NOT タイトル：(root caries) NOT タイトル：(ultrasonic)

総年代データ

検索結果	被引用数の合計	平均引用数（論文ごと）
323	7,009	21.7

2016年12月現在

5 Hand scaling

トムソン・ロイターが選んだベスト**20**論文

	タイトル・和訳	2013年	2014年	2015年	2016年	合計引用数	平均引用数（1年ごと）
引用数 1位	Slots J, Mashimo P, Levine MJ, Genco RJ. Periodontal therapy in humans. I. Microbiological and clinical effects of a single course of periodontal scaling and root planing, and of adjunctive tetracycline therapy. J Periodontol 1979 ; 50(10) : 495-509. ヒトに対する歯周治療　1．スケーリング・ルートプレーニングならびに補助的テトラサイクリン療法が歯周病原性細菌と臨床パラメータに及ぼす影響について	3	4	5	1	263	6.92
引用数 2位	Mousquès T, Listgarten MA, Phillips RW. Effect of scaling and root planing on the composition of the human subgingival microbial flora. J Periodontal Res 1980 ; 15(2) : 144-151. ヒト歯肉縁下細菌叢の構成に対するスケーリング・ルートプレーニングの影響について	2	2	0	4	214	5.78
引用数 3位	Caffesse RG, Sweeney PL, Smith BA. Scaling and root planing with and without periodontal flap surgery. J Clin Periodontol 1986 ; 13(3) : 205-210. フラップ手術の有無がスケーリング・ルートプレーニングの効果に及ぼす影響	8	6	5	4	197	6.35
引用数 4位	Rabbani GM, Ash MM Jr, Caffesse RG. The effectiveness of subgingival scaling and root planing in calculus removal. J Periodontol 1981 ; 52(3) : 119-123. 歯肉縁下におけるスケーリング・ルートプレーニングが歯石除去に及ぼす影響	7	3	5	8	175	4.86
引用数 5位	Herrera D, Sanz M, Jepsen S, Needleman I, Roldán S. A systematic review on the effect of systemic antimicrobials as an adjunct to scaling and root planing in periodontitis patients. J Clin Periodontol 2002 ; 29 Suppl 3 : 136-159 ; discussion 160-162. 歯周炎患者に対するスケーリング・ルートプレーニングに抗菌薬全身投与併用の効果に関するシステマティックレビュー	20	13	16	13	164	10.93
引用数 6位	Jones WA, O'Leary TJ. The effectiveness of in vivo root planing in removing bacterial endotoxin from the roots of periodontally involved teeth. J Periodontol 1978 ; 49(7) : 337-342. 歯周疾患罹患歯根面から細菌性エンドトキシンの除去に関する、in vivo におけるルートプレーニングの影響	1	1	2	2	155	3.97
引用数 7位	Fleischer HC, Mellonig JT, Brayer WK, Gray JL, Barnett JD. Scaling and root planing efficacy in multirooted teeth. J Periodontol 1989 ; 60(7) : 402-409. 複根歯におけるスケーリング・ルートプレーニングの効果	3	5	4	15	142	5.07

歯科衛生士のためのペリオ・インプラント 重要12キーワード（関連性の高い論文の構造化抄録・和訳）

トムソン・ロイターが選んだベスト20論文

	タイトル・和訳	2013年	2014年	2015年	2016年	合計引用数	平均引用数（1年ごと）
引用数 8位	Caton JG, Ciancio SG, Blieden TM, Bradshaw M, Crout RJ, Hefti AF, Massaro JM, Polson AM, Thomas J, Walker C. Treatment with subantimicrobial dose doxycycline improves the efficacy of scaling and root planing in patients with adult periodontitis. J Periodontol 2000；71(4)：521-532. 補助的抗菌薬としてドキシサイクリン投与が歯周炎患者に対するスケーリング・ルートプレーニングの効果を促進する	8	7	5	8	137	8.06
引用数 9位	Tagge DL, O'Leary TJ, El-Kafrawy AH. The clinical and histological response of periodontal pockets to root planing and oral hygiene. J Periodontol 1975；46(9)：527-533. ルートプレーニングと口腔清掃指導に対する歯周ポケットの臨床的ならびに組織学的反応	1	3	0	4	137	3.26
引用数 10位	Newman MG, Kornman KS, Doherty FM. A 6-month multi-center evaluation of adjunctive tetracycline fiber therapy used in conjunction with scaling and root planing in maintenance patients: clinical results. J Periodontol 1994；65(7)：685-691. メインテナンス患者に対しスケーリング・ルートプレーニングにテトラサイクリンファイバーを併用した場合の6ヵ月多施設評価の臨床結果について	3	3	1	5	124	5.39
引用数 11位	Sbordone L, Ramaglia L, Gulletta E, Iacono V. Recolonization of the subgingival microflora after scaling and root planing in human periodontitis. J Periodontol 1990；61(9)：579-584. ヒト歯周炎におけるスケーリング・ルートプレーニング後の歯肉縁下細菌叢の再凝集に関する研究	4	2	7	4	124	4.59
引用数 12位	Cugini MA, Haffajee AD, Smith C, Kent RL Jr, Socransky SS. The effect of scaling and root planing on the clinical and microbiological parameters of periodontal diseases: 12-month results. J Clin Periodontol 2000；27(1)：30-36. スケーリング・ルートプレーニングの歯周病に関する臨床的および細菌学的パラメータへの影響について：12ヵ月の結果	8	1	8	10	120	7.06
引用数 13位	Cobb CM. Clinical significance of non-surgical periodontal therapy: an evidence-based perspective of scaling and root planing. J Clin Periodontol 2002；29 Suppl 2：6-16. 非外科的歯周治療の臨床的有効性について：スケーリング・ルートプレーニングの考え方に基づくエビデンス	15	7	11	13	108	7.2
引用数 14位	Tunkel J, Heinecke A, Flemmig TF. A systematic review of efficacy of machine-driven and manual subgingival debridement in the treatment of chronic periodontitis. J Clin Periodontol 2002；29 Suppl 3：72-81 discussion 90-91. 慢性歯周炎の治療における機械ならびに手用器具による歯肉縁下デブライドメントの効果に関するシステマティックレビュー	10	8	12	9	103	6.87

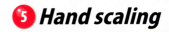

トムソン・ロイターが選んだベスト20論文

順位	タイトル・和訳	2013年	2014年	2015年	2016年	合計引用数	平均引用数（1年ごと）
引用数 15位	Sherman PR, Hutchens LH Jr, Jewson LG, Moriarty JM, Greco GW, McFall WT Jr. The effectiveness of subgingival scaling and root planning. I. Clinical detection of residual calculus. J Periodontol 1990；61(1)：3-8 歯肉縁下スケーリング・ルートプレーニングの効果について　1．臨床における残存歯石の検出	4	1	1	4	103	3.81
引用数 16位	Jeffcoat MK, Bray KS, Ciancio SG, Dentino AR, Fine DH, Gordon JM, Gunsolley JC, Killoy WJ, Lowenguth RA, Magnusson NI, Offenbacher S, Palcanis KG, Proskin HM, Finkelman RD, Flashner M. Adjunctive use of a subgingival controlled-release chlorhexidine chip reduces probing depth and improves attachment level compared with scaling and root planing alone. J Periodontol 1998；69(9)：989-997. 歯肉縁下に対してスケーリング・ルートプレーニング単独の場合と比較して徐放性クロルヘキシジンチップ併用は、プロービングデプスの減少とアタッチメントレベルの改善を示す	4	3	4	4	102	5.37
引用数 17位	Buchanan SA, Robertson PB. Calculus removal by scaling/root planing with and without surgical access. J Periodontol 1987；58(3)159-163. 外科的アプローチの有無によるスケーリング・ルートプレーニングの歯石除去効果について	6	3	2	2	101	3.37
引用数 18位	Caton JG, Zander HA. The attachment between tooth and gingival tissues after periodic root planing and soft tissue curettage. J Periodontol 1979；50(9)：462-466. ルートプレーニングと軟組織に対するキュレッタージ後の歯肉と歯の付着について	2	4	0	2	100	2.63
引用数 19位	Brayer WK, Mellonig JT, Dunlap RM, Marinak KW, Carson RE. Scaling and root planing effectiveness: the effect of root surface access and operator experience. J Periodontol 1989；60(1)：67-72. スケーリング・ルートプレーニングの効果について：根面へのアクセスと術者の経験の影響	5	5	3	6	99	3.54
引用数 20位	Breininger DR, O'Leary TJ, Blumenshine RV. Comparative effectiveness of ultrasonic and hand scaling for the removal of subgingival plaque and calculus. J Periodontol 1987；58(1)：9-18. 歯肉縁下プラークおよび歯石除去に関する超音波スケーリングならびに手用スケーリングの効果の比較	1	0	3	4	92	3.07

Effect of scaling and root planing on the composition of the human subgingival microbial flora.

ヒト歯肉縁下細菌叢の構成に対する スケーリング・ルートプレーニングの影響について

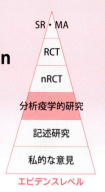

Mousquès T, Listgarten MA, Phillips RW.
(J Periodontal Res 1980；15（2）：144-151.)

[セッティング] 大学病院

[対象者] エックス線で全顎的な歯槽骨吸収があり、複数歯で4mm以上のポケットデプス（PD）を有する。また、被験者は24～58歳で全身疾患がなく、本研究が始まる7.5ヵ月以内に抗菌薬の服用をしていない

[サンプルサイズ] 14名（男性2名、女性12名）

[エンドポイント（アウトカム）] プラーク指数（PI）、歯肉炎指数（GI）、PD、細菌の種類および各種臨床パラメータと細菌叢の相関関係

[追跡率・期間] 100％（90日）

[介入方法]
　フルマウスディスインフェクションによるスケーリング・ルートプレーニング（SRP）後90日間におけるGI、PI、PDおよび、球菌、スピロヘータ、運動性細菌、その他の微生物の歯肉縁下における分布割合を、ベースライン時と比較。

[主な結果と結論]
　フルマウスディスインフェクションによるSRPによって、①歯肉縁下歯周病原性細菌叢の割合を変化させ、約42日間でベースラインの状態に戻る、②90日間の観察期間を通してPDの値は顕著に減少する、③スピロヘータの割合はPDと同様にGIおよびPIと有意な相関関係があることが示された。

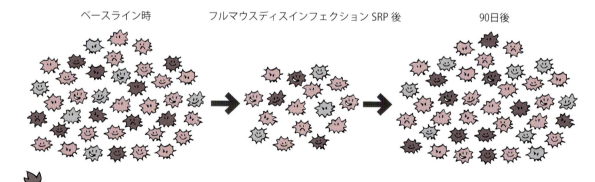

ベースライン時　　　フルマウスディスインフェクションSRP後　　　90日後

[臨床での有効性・活用法] フルマウスディスインフェクションによるSRPを行うことにより、臨床的パラメータの改善が期待できるとともに、歯肉縁下に存在する歯周病原性細菌の構成割合にも影響を及ぼすことを知っておく必要がある。

5 Hand scaling

引用数 3位

Scaling and root planing with and without periodontal flap surgery.

フラップ手術の有無がスケーリング・ルートプレーニングの効果に及ぼす影響

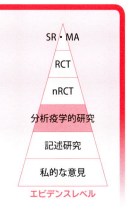

Caffesse RG, Sweeney PL, Smith BA.
(J Clin Periodontol 1986；13(3)：205-210.)

[セッティング]大学病院
[対象者]重度の歯周疾患を有しており、年齢は29〜88歳(平均52.7歳)で少なくとも6歯の抜歯が決定しており、過去に歯科医院にて定期的な予防処置以外の歯周治療を受けていない
[サンプルサイズ]21名(男性15名、女性6名)
[エンドポイント(アウトカム)]歯周疾患指数(PDI：Ramfjord 1967)、ポケットデプス(PD)、根面歯石残存率(％)

[介入方法]
　対象6歯に対して、スケーリングのみ群(SO群)、フラップ手術をともなったスケーリング群(SF群)、および未処置歯(コントロール群)を各2歯ずつ設定した。それぞれの処置後に抜歯を行い、歯根面に残存している歯石量を測定し、PDの程度によって比較した。

[主な結果と結論]
　4mm以上のPDでは、歯根面の残存歯石量はSO群よりSF群で少なく、部位別ではセメント・エナメル境(CEJ)付近、グルーブ、窩ならびに根分岐部において多く認められた。

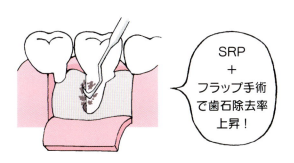

SRP＋フラップ手術で歯石除去率上昇！

歯石除去が困難なエリア

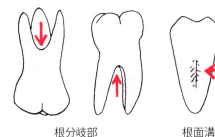

根分岐部　　根面溝

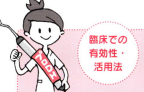

臨床での有効性・活用法

4mm以上のPDに対するスケーリングでは、フラップ手術を併用した場合に残存歯石量が減少することが示された。CEJ付近、根面溝、根分岐部など解剖学的形態が複雑な部位では、より歯石除去が困難になる。

The effectiveness of subgingival scaling and root planing in calculus removal.

歯肉縁下におけるスケーリング・ルートプレーニングが歯石除去に及ぼす影響

Rabbani GM, Ash MM Jr, Caffesse RG.
(J Periodontol 1981;52(3):119-123.)

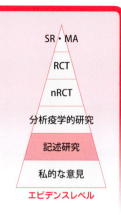

[セッティング] 大学病院
[対象者] 重度歯周炎に罹患しており、治療計画に予後不良歯の抜歯が予定されている患者
[サンプルサイズ] 25名（119歯：テスト群62歯、コントロール群57歯）
[エンドポイント（アウトカム）] 歯周疾患指数（PDI：Ramfjord 1967）、ポケットデプス（PD）
[介入方法]
　対象歯のPDを6点（頬側および舌側の近心、中央、遠心）計測し、浸潤麻酔後にスケーリング・ルートプレーニング（SRP）を行った。その術直後に抜歯を行い、歯根面に残存している歯石量を測定してPDとの相関関係を調べた。

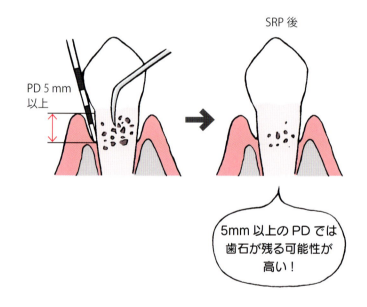

5mm以上のPDでは歯石が残る可能性が高い！

[主な結果と結論]
　3mm以下のPDは、SRPが行いやすく、特に5mm以上ではSRPがもっとも難しく残存歯石量が多かった。ただし歯種による違いは認められなかった。なお、SRP後の残存歯石量とPDの間には統計学的に相関関係があることが示された。

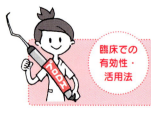

臨床での有効性・活用法

PDが5mm以上の場合は、より慎重にSRPを行う必要がある。

Hand scaling

引用数 **7位**

Scaling and root planing efficacy in multirooted teeth.

複根歯におけるスケーリング・ルートプレーニングの効果

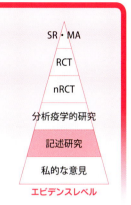

Fleischer HC, Mellonig JT, Brayer WK, Gray JL, Barnett JD.
(J Periodontol 1989；60(7)：402-409.)

[セッティング]大学病院
[対象者]歯周病もしくは補綴治療の不備により抜歯が予定されている患者。1歯に少なくとも1ヵ所6mm以上のポケットデプス(PD)を有し、歯周疾患指数(PDI：Ramfjord 1967)が「2」以上。また、健常者であり12ヵ月以内に予防処置を含んだ歯周治療を受けていない者
[サンプルサイズ]36名(61臼歯、370歯面)
[エンドポイント(アウトカム)]PDI、1歯のスケーリング・ルートプレーニング(SRP)に要した時間(分)、歯石が除去された面積(%)

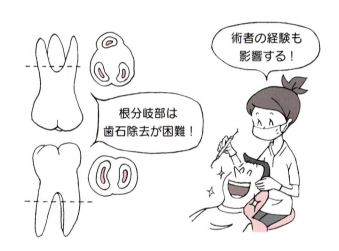

[介入方法]
　対象歯を非外科的および外科的処置を行う群に分け、それぞれに歯周治療の経験値の異なる術者(①歯周病専門医として少なくとも10年、②一般医として6年)によって処置を行った。処置後に抜歯を行い、SRPに要した時間および歯石が残存していない歯根面の面積を測定し、術者間で比較した。

[主な結果と結論]
　根分岐部病変をともなう複根歯に対して、外科的アプローチおよび歯周治療に精通した歯科医師の処置では、より効果的な歯石除去が行われた。従来の器具を使用した根分岐部への歯石除去には、限界があると思われる。

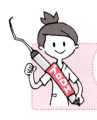

臨床での有効性・活用法
根分岐部病変を有する複根歯のSRPには十分な知識と経験が必要である。また、外科的なアプローチによって歯石除去率の上昇が期待できるとともに使用する器具の選択も考慮していく。

ヒトに対する歯周治療　Part 1．スケーリング・ルートプレーニングならびに補助的テトラサイクリン療法が歯周病原性細菌と臨床パラメータに及ぼす影響について

　本研究結果は、単一の歯周治療（2～3回の来院時に徹底したスケーリング・ルートプレーニング）によって歯肉縁下歯周病関連細菌叢の変化が顕著であり、かつ長期的な持続を示すものであった。治療後の早い段階で、歯肉縁下総細菌数が10～100倍減少し、グラム陰性菌や嫌気性菌の割合が一般的に3～4倍もしくはそれ以上に減少した。治療後、多くの歯周ポケットは、通性菌であるActinomycesやStreptococcus属が優位となったわずかな細菌叢によって構成されていた。

　歯肉縁下細菌の再構成の動態は、総細菌数とスピロヘータとCapnocytophaga属の構成比率が6ヵ月後においても術前の状態に達しなかったことが明らかになった。他のグラム陰性嫌気性菌は3～6ヵ月後に術前の状態に戻った。いくつかのグラム陽性菌は6ヵ月の期間を通して術前の比率よりも術後で高い値を示した。

（Slots J, et al. J Periodontol 1979；50（10）：495-509.）

歯周疾患罹患歯根面から細菌性エンドトキシンの除去に関する *in vivo* におけるルートプレーニングの影響

　本研究において、スケーリングのみを行った場合にエンドトキシンの値は健全歯根面に比べて顕著に高い値を示す結果となった。しかしながら、ルートプレーニングを行った歯根面は健全歯根面と比較して約1 ng程度の高値を検出するにとどまった。この微量の差は、根面に取り残されたわずかな点状の歯石の存在があったことで説明することができる。すべてのサンプルサイズが48の歯根面であることから考察すると、ルートプレーニングした歯根面と健全歯根面の間のエンドトキシン量わずか1 ngの違いは、基本的な結論として本研究で行ったルートプレーニングによって、歯周病罹患歯根面をほぼエンドトキシンが検出されない健全な状態、すなわち未萌出歯の歯根面と同等の状態にすることができたと結論づけられる。

（Jones WA, et al. J Periodontol 1978；49（7）：337-342.）

ルートプレーニングと口腔清掃指導に対する歯周ポケットの臨床的ならびに組織学的反応

　本研究では、歯肉縁上ポケットに対して臨床的そして顕微鏡下において、ルートプレーニングと口腔清掃指導（バス法もしくはロール法の変法によるブラッシングとアンワックスのデンタルフロスの使用）もしくは口腔清掃指導のみの場合における軟組織の反応を評価した。22名の被験者に対して歯周病による炎症性反応への治療を開始した。各被験者について、臨床的に類似する3部位の唇側もしくは口蓋側のポケットを対象として、歯肉の炎症状態、ポケットデプス（PD）およびプラークと歯石の付着程度について計測した。各被験者の1つ目のポケットは、コントロールとして術前の歯肉の炎症レベルを決定するための生検用に割りあてられた。2つ目のポケットはルートプレーニングと患者に口腔清掃指導を行ったグループとした。3つ目のポケットは患者の日常の口腔清掃のみを行ったものとした。そして、56～63日後にそれぞれの部位を臨床的に再評価し生検を行った。

　各グループにおいて、平均PDおよび歯肉炎の重症度や罹患率は減少したが、ルートプレーニングと口腔清掃指導を併用した群では、口腔清掃指導のみの群と比較して統計学的に有意な改善を示した。

（Tagge DL, et al. J Periodontol 1975；46（9）：527-533.）

ヒト歯周炎におけるスケーリング・ルートプレーニング後の歯肉縁下細菌叢の再凝集に関する研究

　本研究の目的は、歯周炎患者におけるプロービング時の出血をともなうポケットデプス（PD）5 mm以上の部位に対して浸潤麻酔下でのスケーリング・ルートプレーニング（SRP）後の歯肉縁下細菌叢の再凝集のパターンを評価することである。8名の被験者について3ヵ所の歯周疾患罹患部位を対象に暗視野顕微鏡観察と培養法によって細菌学的に分析した。初診時の臨床および細菌学的パラメータを調べた後に、各被験者に対してSRPが行われた。なお口腔清掃指導は行われなかった。術後7日、21日、60日に臨床パラメータの測定および細菌学的パラメータの再評価が行われ、対象となった施術部位からのサンプリングは術後1回のみとした。再凝集は対象部位の術前の状態と照合することによって評価した。

　PDの顕著な改善が術後60日まで示された一方で、歯肉炎指数は観察期間中に著明な変化はなかった。SRP後7日における細菌構成は、培養法と顕微鏡像のどちらにおいても健全部位に類似したものを示した。また、両者の相違は術後21日でのサンプルで明らかになった。その際の顕微鏡像は球菌と少量のスピロヘータで構成されていた。培養法でのデータは球菌の多くが嫌気性菌で、*Streptococcus intermedius*、*Veillonella parvula*、*Peptostreptococcus micros* であった。術後60日ではすべてのパラメータにおいて術前と比較し有意な変化は認められなかった。初診時と術後60日においてもっとも割合の多かった嫌気性桿菌は *Fusobacterium nucleatum*、*Bacteroides gingivalis*、*B. intermedius* であった。これらの結果は、SRPが健全な歯肉縁下細菌叢を維持するには不十分であることを示している。顕微鏡像と培養法または顕微鏡像と歯肉炎症状態の矛盾する見解は、顕微鏡像が歯周病原性細菌を同定するには適切でないということを示唆している。

（Sbordone L, et al. J Periodontol 1990；61（9）：579-584.）

歯科衛生士のためのペリオ・インプラント 重要12キーワード

6 Ultrasonic scaling
超音波スケーリング

超音波という非常に短い周波の波動を機械的な微振動に変換し、歯石を揺さぶり崩すようにして剥がしていく歯科医療用機器である。1秒間に18,000～45,000回の振動数を有し、チップが楕円型に振動する磁歪型（マグネット式）と、1秒間に25,000～50,000回の振動数を有し、チップが線型に振動する電歪型（ピエゾ式）の2つの方式がある。超音波の振動で歯石を破砕していくため、使用時に力を入れる必要がなく、短時間で容易に歯石を除去することができる。

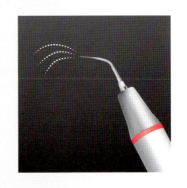

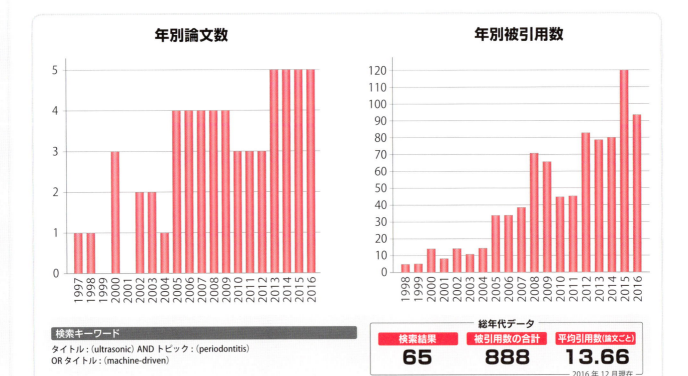

検索キーワード
タイトル：(ultrasonic) AND トピック：(periodontitis)
OR タイトル：(machine-driven)

総年代データ
検索結果	被引用数の合計	平均引用数(論文ごと)
65	888	13.66

2016年12月現在

6 Ultrasonic scaling

トムソン・ロイターが選んだベスト20論文

順位	タイトル・和訳	2013年	2014年	2015年	2016年	合計引用数	平均引用数（1年ごと）
引用数 1位	Tunkel J, Heinecke A, Flemmig TF. A systematic review of efficacy of machine-driven and manual subgingival debridement in the treatment of chronic periodontitis. J Clin Periodontol 2002；29 Suppl 3：72-81. 慢性歯周炎の治療における機械ならびに手用器具による歯肉縁下デブライドメントの効果に関するシステマティックレビュー	10	8	12	8	102	6.8
引用数 2位	Wennström JL, Tomasi C, Bertelle A, Dellasega E. Full-mouth ultrasonic debridement versus quadrant scaling and root planing as an initial approach in the treatment of chronic periodontitis. J Clin Periodontol 2005；32（8）：851-859. 慢性歯周炎の初期治療における全顎超音波デブライドメントと4回法スケーリング・ルートプレーニングとの比較	6	3	8	7	79	6.58
引用数 3位	Flemmig TF, Petersilka GJ, Mehl A, Hickel R, Klaiber B. The effect of working parameters on root substance removal using a piezoelectric ultrasonic scaler in vitro. J Clin Periodontol 1998；25（2）：158-163. In vitro でのピエゾ式超音波スケーラー使用による歯根歯質の除去に対する加工パラメータの影響	3	4	7	4	75	3.95
引用数 4位	Koshy G, Kawashima Y, Kiji M, Nitta H, Umeda M, Nagasawa T, Ishikawa I. Effects of single-visit full-mouth ultrasonic debridement versus quadrant-wise ultrasonic debridement. J Clin Periodontol 2005；32（7）：734-743. 1回法全顎超音波デブライドメントと4回法超音波デブライドメントとの効果の比較	1	6	5	3	63	5.25
引用数 5位	Miyazaki A, Yamaguchi T, Nishikata J, Okuda K, Suda S, Orima K, Kobayashi T, Yamazaki K, Yoshikawa E, Yoshie H. Effects of Nd: YAG and CO_2 laser treatment and ultrasonic scaling on periodontal pockets of chronic periodontitis patients. J Periodontol 2003；74（2）：175-180. 慢性歯周炎患者の歯周ポケットに対する Nd：YAG レーザー、CO_2 レーザー治療および超音波スケーリングの効果	6	5	6	4	45	3.21
引用数 6位	Derdilopoulou FV, Nonhoff J, Neumann K, Kielbassa AM. Microbiological findings after periodontal therapy using curettes, Er: YAG laser, sonic, and ultrasonic scalers. J Clin Periodontol 2007；34（7）：588-598. 手用キュレット、Er-YAG レーザー、音波および超音波スケーラーを用いた歯周治療後の細菌学的所見	2	3	4	6	38	3.8
引用数 7位	Ribeiro Edel P, Bittencourt S, Zanin IC, Bovi Ambrosano GM, Sallum EA, Nociti FH, Gonçalves RB, Casati MZ. Full-mouth ultrasonic debridement associated with amoxicillin and metronidazole in the treatment of severe chronic periodontitis. J Periodontol 2009；80（8）：1254-1264. 重度慢性歯周炎に対するアモキシシリンとメトロニダゾールを併用した全顎超音波デブライドメントによる治療	7	1	6	9	33	4.12

歯科衛生士のためのペリオ・インプラント 重要12キーワード（関連性の高い論文の構造化抄録・和訳）

トムソン・ロイターが選んだベスト20論文

引用数	タイトル・和訳	2013年	2014年	2015年	2016年	合計引用数	平均引用数（1年ごと）
8位	Chiew SY, Wilson M, Davies EH, Kieser JB. Assessment of ultrasonic debridement of calculus-associated periodontally-involved root surfaces by the limulus amoebocyte lysate assay. An in vitro study. J Clin Periodontol 1991；18（4）：240-244. Limulus amoebocyte lysate 検定を用いた歯石関連歯周炎罹患歯根面に対する超音波デブライドメントの評価　in vitro 研究	0	1	0	2	31	1.19
9位	Reynolds MA, Lavigne CK, Minah GE, Suzuki JB. Clinical effects of simultaneous ultrasonic scaling and subgingival irrigation with chlorhexidine. Mediating influence of periodontal probing depth. J Clin Periodontol 1992；19（8）：595-600. 超音波スケーリングと同時のクロルヘキシジンによる歯肉縁下イリゲーションの臨床効果　歯周プロービングデプスの間接的影響	1	0	0	1	28	1.12
10位	Chapple IL, Walmsley AD, Saxby MS, Moscrop H. Effect of instrument power setting during ultrasonic scaling upon treatment outcome. J Periodontol 1995；66（9）：756-760. 超音波スケーリングの治療アウトカムに対するインスツルメントパワー設定の影響	2	2	1	1	26	1.18
11位	Townsend C, Maki J. An in vitro comparison of new irrigation and agitation techniques to ultrasonic agitation in removing bacteria from a simulated root canal. J Endod 2009；35（7）：1040-1043. 模擬根管からの微生物除去における超音波撹拌での新しいイリゲーションおよび撹拌テクニックの in vitro での比較	2	8	3	1	24	3
12位	Tomasi C, Bertelle A, Dellasega E, Wennström JL. Full-mouth ultrasonic debridement and risk of disease recurrence: a 1-year follow-up. J Clin Periodontol 2006；33（9）：626-631. 全顎超音波デブライドメントと疾患再発リスク：1年のフォローアップ研究	2	2	3	3	22	2
13位	Chapple IL, Walmsley AD, Saxby MS, Moscrop H. Effect of subgingival irrigation with chlorhexidine during ultrasonic scaling. J Periodontol 1992；63（10）：812-816. 超音波スケーリング時におけるクロルヘキシジンを用いた歯肉縁下イリゲーションの効果	1	0	0	1	21	0.84
14位	Wennström JL, Dahlén G, Ramberg P. Subgingival debridement of periodontal pockets by air polishing in comparison with ultrasonic instrumentation during maintenance therapy. J Clin Periodontol 2011；38（9）：820-827. メインテナンス時の歯周ポケット内歯肉縁下デブライドメントにおけるエアーポリッシングと超音波インスツルメンテーションとの比較	3	3	7	3	19	3.17

Ultrasonic scaling

トムソン・ロイターが選んだベスト20論文

順位	タイトル・和訳	2013年	2014年	2015年	2016年	合計引用数	平均引用数（1年ごと）
引用数 15位	Ioannou I, Dimitriadis N, Papadimitriou K, Sakellari D, Vouros I, Konstantinidis A. Hand instrumentation versus ultrasonic debridement in the treatment of chronic periodontitis: a randomized clinical and microbiological trial. J Clin Periodontol 2009；36(2)：132-141. 慢性歯周炎の治療における手用インスツルメンテーションと超音波デブライドメントとの比較：ランダム化臨床試験および細菌検査	3	3	5	2	19	2.38
引用数 16位	Paiva SS, Siqueira JF Jr, Rôças IN, Carmo FL, Ferreira DC, Curvelo JA, Soares RM, Rosado AS. Supplementing the antimicrobial effects of chemomechanical debridement with either passive ultrasonic irrigation or a final rinse with chlorhexidine：a clinical study. J Endod 2012；38(9)：1202-1206. 受動的超音波イリゲーションもしくはクロルヘキシジンでの最終洗浄によるケモメカニカルデブライドメントの補助的抗菌効果	8	4	3	2	18	3.6
引用数 17位	Casarin RC, Peloso Ribeiro ED, Sallum EA, Nociti FH Jr, Gonçalves RB, Casati MZ. The combination of amoxicillin and metronidazole improves clinical and microbiologic results of one-stage, full-mouth, ultrasonic debridement in aggressive periodontitis treatment. J Periodontol 2012；83(8)：988-998. アモキシシリンとメトロニダゾールの併用は、侵襲性歯周炎治療での1回法全顎超音波デブライドメントの臨床的および微生物学的結果を向上させる	3	3	6	6	18	3.6
引用数 18位	Bhuva B, Patel S, Wilson R, Niazi S, Beighton D, Mannocci F. The effectiveness of passive ultrasonic irrigation on intraradicular *Enterococcus faecalis* biofilms in extracted single-rooted human teeth. Int Endod J 2010；43(3)：241-250. ヒト抜去単根歯の根管内腸球菌バイオフィルムに対する受動的超音波イリゲーションの有効性	2	5	5	2	18	2.57
引用数 19位	Schenk G, Flemmig TF, Lob S, Ruckdeschel G, Hickel R. Lack of antimicrobial effect on periodontopathic bacteria by ultrasonic and sonic scalers *in vitro*. J Clin Periodontol 2000；27(2)：116-119. *in vitro* での超音波および音波スケーラーの歯周病原細菌に対する抗菌効果の欠如	0	1	0	2	16	0.94
引用数 20位	Paiva SS, Siqueira JF Jr, Rôças IN, Carmo FL, Leite DC, Ferreira DC, Rachid CT, Rosado AS. Molecular microbiological evaluation of passive ultrasonic activation as a supplementary disinfecting step: a clinical study. J Endod 2013；39(2)：190-194. 補助的殺菌ステップとしての受動的超音波撹拌の分子微生物学的評価：臨床研究	1	5	6	3	15	3.75

A systematic review of efficacy of machine-driven and manual subgingival debridement in the treatment of chronic periodontitis.

慢性歯周炎の治療における機械ならびに手用器具による歯肉縁下デブライドメントの効果に関するシステマティックレビュー

Tunkel J, Heinecke A, Flemmig TF.
(J Clin Periodontol 2002；29 Suppl 3：72-81.)

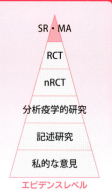

[セッティング] 文献27編

[対象者] 2001年4月までに、主要な8つのデータベースにおいて、設定した検索方法にて抽出された419文献

[エンドポイント（アウトカム）]
主要アウトカム：歯の喪失予防
副次アウトカム：疾患進行の予防、解剖学的欠損の消失および歯肉炎の消退

[介入方法]
　2001年4月以前に報告された、少なくとも6ヵ月以上の経過を追った機械もしくは手用器具による歯肉縁下デブライドメントの比較臨床試験の文献検索後、2名の査読者によるスクリーニングを行った。

超音波・音波スケーラーの方が早い！

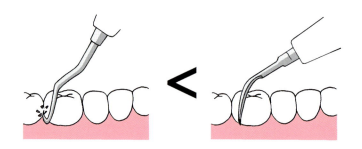

[主な結果と結論]
　主要アウトカムについて報告された論文は認められなかった。アウトカム変数として臨床的アタッチメントレベルの獲得、ポケットデプスの減少、プロービング時の出血の減少を用いると、メタ分析は行えなかったものの、両群間に有意差は認められなかった。唯一メタ分析を行えたのが初期治療時における両手法の所要時間についてであり、超音波・音波スケーラーによる歯肉縁下デブライドメントは、手用スケーラーによるスケーリング・ルートプレーニングに比べて36.6％所要時間が短く、両群間には統計学的有意差を認めた。

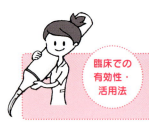

臨床での有効性・活用法
超音波・音波スケーラーは、短時間で効率的に歯周治療を行うことができる。チップの種類や磁歪型と電歪型の振動方向の違い等、各スケーラーの特徴をよく理解して、最適な条件で使用する必要がある。

6 Ultrasonic scaling

引用数 **2位**

Full-mouth ultrasonic debridement versus quadrant scaling and root planing as an initial approach in the treatment of chronic periodontitis.

慢性歯周炎の初期治療における全顎超音波デブライドメントと4回法スケーリング・ルートプレーニングとの比較

Wennström JL, Tomasi C, Bertelle A, Dellasega E.
(J Clin Periodontol 2005；32(8)：851-859.)

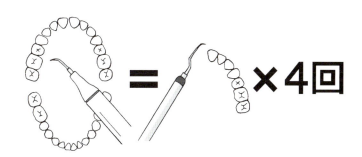

全顎超音波デブライドメントは有効！

[セッティング]多施設（大学病院1施設と開業医1医院）

[対象者]残存歯が18歯以上で、少なくとも8歯以上が、プロービング時の出血（BOP）をともなう5mm以上のプロービングポケットデプス（PPD）を、うち2歯以上が7mm以上のPPDを有する、中等度慢性歯周炎患者

[サンプルサイズ]42名

[エンドポイント（アウトカム）]
プラーク指数（PS）、PPD、相対アタッチメントレベル（RAL）およびBOPの変化、ポケット閉鎖（4mm以下になったPD）の割合

[追跡率・期間]97.6%（3ヵ月および6ヵ月）、テスト群のみ1名脱落

[介入方法]
　42名の患者を喫煙状況に応じて階層化したうえでランダムに2群に分け、一方に超音波スケーラー（EMS Piezon Master 400）による歯肉縁下全顎超音波デブライドメント（Fm-UD）を、他方に従来型4回法スケーリング・ルートプレーニング（Q-SRP）を行った。3ヵ月後再評価を行い、5mm以上残存部位に対して同じ手法（Fm-UDもしくはQ-SRP）でデブライドメントを行ったうえで、6ヵ月後に再評価した。

[主な結果と結論]
　平均PS、PPDおよびRALの変化に有意差は認められなかった。ポケット閉鎖率は3ヵ月後においてQ-SRP66%、Fm-UD58%と有意差を認めたが、再治療3ヵ月後では同等の結果となった。Fm-UDは、慢性歯周炎患者の初期治療において有用な手法である。

臨床での有効性・活用法　ピエゾタイプの超音波スケーラーは、使い方によっては短時間でSRPと同等の効果が得られる。ただし良好なプラークコントロールのうえで初めて効果があること、本研究がメーカーの支援を受けていることに留意が必要である。

歯科衛生士のためのペリオ・インプラント 重要12キーワード（関連性の高い論文の構造化抄録・和訳）

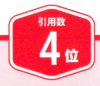

Effects of single-visit full-mouth ultrasonic debridement versus quadrant-wise ultrasonic debridement.

1回法全顎超音波デブライドメントと4回法超音波デブライドメントとの効果の比較

Koshy G, Kawashima Y, Kiji M, Nitta H, Umeda M, Nagasawa T, Ishikawa I.
（J Clin Periodontol 2005；32（7）：734-743.）

[セッティング] 一般病院
[対象者] 全身的に健康な非喫煙者で、1/2顎に少なくとも5歯以上が残存し、かつエックス線写真的な骨吸収をともなう5mm以上の歯周ポケットを形成する歯を2歯以上有する、中等度から重度慢性歯周炎患者
[サンプルサイズ] 36名（女性23名、男性13名）
[エンドポイント（アウトカム）]
プラーク指数（PI）、プロービング時の出血（BOP）、プロービングポケットデプス（PPD）、プロービングアタチメントレベル（PAL）、唾液およびプラーク中歯周病原細菌量の変化、治療時間
[追跡率・期間] 100%（1ヵ月、3ヵ月、6ヵ月）
[介入方法]
　36名の患者をランダムに3群に分け、Piezon Master 400を用いて週に1回の4回法超音波デブライドメント（QMD）、水による1回法全顎超音波デブライドメント（Fm-UD + water）、ポビドンヨードによる1回法全顎超音波デブライドメント（Fm-UD + povidone）をそれぞれ施術、比較した。
[主な結果と結論]
　いずれの方法を用いても、PI、PPD、PAL、歯周病原細菌量数は有意に減少したが、有意差は認められなかった。Fm-UD 2群において、QMDに比べ有意にBOP、5mm以上のPPD部位が減少し、治療時間が短かった。以上より、超音波スケーラーを用いたFm-UDは、短時間でQMD以上の効果が得られる可能性が示唆された。

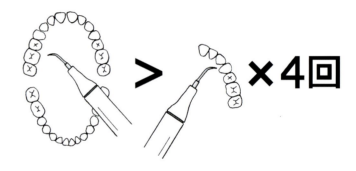

1回法は4回法に比べ、短時間で同等の効果が得られる

[臨床での有効性・活用法] 臨床の現場で日常的に行われるピエゾ式超音波スケーラーによるフルマウスディスインフェクションの有効性を後押しする報告である。ただしリコール時、毎回TBIが適確になされていることに注目しなければならない。

6 Ultrasonic scaling

Microbiological findings after periodontal therapy using curettes, Er:YAG laser, sonic, and ultrasonic scalers.

手用キュレット、Er-YAG レーザー、音波および超音波スケーラーを用いた歯周治療後の細菌学的所見

Derdilopoulou FV, Nonhoff J, Neumann K, Kielbassa AM.
(J Clin Periodontol 2007；34(7)：588-598.)

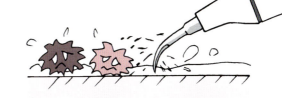

3ヵ月後にはすべての細菌が有意に減少するが、6ヵ月後には細菌の後戻りが起こる

[セッティング]一般病院
[対象者]1/2顎につき1歯以上、エックス線写真上における骨吸収量が根長の1/3以上に及び、プロービング時の出血(BOP)をともなう4mm以上のポケットデプス(PD)を有する歯が存在する、口腔清掃状態良好な患者
[サンプルサイズ]72名(女性42名、男性30名)
[エンドポイント(アウトカム)]
Aggregatibacter actinomycetemcomitans (A.a.)、Porphyromonas gingivalis (P.g.)、Prevotella intermedia (P.i.)、Tannerella forsythensis：現 T. forsythia (T.f.)、Treponema denticola (T.d.)数の変化
[追跡率・期間]100%(3ヵ月、6ヵ月)
[介入方法]
　患者の口腔を1/2顎ごとに4分割し、それぞれでもっとも深いPDを有する歯を対象とした。手用キュレット(H)、Er-YAGレーザー(L)、音波(S)および超音波スケーラー(U)をランダムに割りつけ、同一術者による最深部の歯肉縁下デブライドメントを行った。ベースライン時および術後に、臨床パラメータおよび細菌検査を行った。すべての作業は盲検化され行われた。
[主な結果と結論]
　3ヵ月後、H、Uグループではすべての細菌が、L、SグループではA.a.以外すべての細菌が有意に減少した。6ヵ月後、L、UグループにおいてP.g.が、SグループにおいてP.i.およびT.f.が、L、SおよびUグループにおいてT.d.が依然有意差を維持していた。Uグループがもっとも不快感を示さなかった。

[臨床での有効性・活用法] 超音波スケーリングは患者不快度も低く、細菌学的にも短期的には有効な手法であることが示されたが、長期的には後戻りする可能性が高いことを念頭に置き、サポーティブ・ペリオドンタル・セラピー期間を考慮する必要がある。

In vitro でのピエゾ式超音波スケーラー使用による歯根歯質の除去に対する加工パラメータの影響

　本研究では、ピエゾ式超音波スケーラーを用いた歯根インスツルメンテーションによって生じた欠損の幅と深さを測定した。以下の加工パラメータの組み合わせについて解析した。すなわち側方圧0.5N、1N、2N、チップ先端の角度0°、45°、90°、出力設定低、中、高、また作業時間10秒、20秒、40秒、80秒であった。欠損は、三次元光レーザースキャナーを用いて定量化した。概して、出力設定やチップ先端の角度と比較して、欠損の大きさにもっとも強く影響したのは側方圧であった（β重みはそれぞれ0.49±0.04、0.25±0.04、0.14±0.04）。欠損の深さにもっとも強く影響したのは、チップ先端の角度であり、次いで側方圧、出力設定の順であった（β重みはそれぞれ0.48±0.04、0.34±0.04、0.25±0.04）。興味深いことに、すべての出力設定において、もっとも大きく深い欠損が生じたのは、チップ角度45°で側方圧が2Nの場合であった。

　本研究で調査したピエゾ式超音波スケーラーの効果は、側方圧、チップ角度、出力設定を調整することにより、臨床上のさまざまなニーズに適応できる可能性がある。著しい歯根損傷を予防するため、査定されたスケーラーをチップ角度0°にて使用することが重要である。

（Flemmig TF, et al. J Clin Periodontol 1998；25（2）：158-163.）

重度慢性歯周炎に対するアモキシシリンとメトロニダゾールを併用した全顎超音波デブライドメントによる治療

背景：本研究の目的は、重度慢性歯周炎患者に対する全顎超音波デブライドメント（Fm-UD）に対し、アモキシシリンとメトロニダゾール全身投与を併用した場合の、臨床的、細菌学的および免疫学的な付加的効果を評価することである。
方法：プロービング時の出血（BOP）があり、かつ5mm以上のポケットデプス（PD）を持つ歯を最低8本有する25名の患者を選択し、ランダムに2群に分けた。一方にはFm-UDにプラセボを併用（コントロール群）、もう一方にはFm-UDにアモキシシリンとメトロニダゾールを併用（テスト群）した。臨床アウトカムとして、Visibleプラーク指数、BOP、歯肉炎の位置、相対的アタッチメントレベル（RAL）、PDを評価した。リアルタイムPCRにより *Aggregatibacter actinomycetemcomitans*（以前は *Actinobacillus actinomycetemcomitans* と呼ばれていた）、*Porphyromonas gingivalis*、*Tannerella forsythia*（以前は *T. forsythensis* と呼ばれていた）の定量分析を行った。酵素免疫測定（ELISA）法を用いて、歯肉溝滲出液中のプロスタグランジンE2、インターロイキン-1β、インターフェロン-γを測定した。すべてのパラメータは、ベースライン時、3ヵ月後、6ヵ月後に評価した。
結果：治療6ヵ月後、テスト群は有意に低いBOPとPDの付加的な減少（0.83mm）を示した（P＜0.05）。同様にデータより、2mm以上のRALの亢進部位は、テスト群では58.03%に認められたのに比べて、コントロール群では43.52%と有意に少なかった（P＜0.05）。しかしながら、両グループのRALの改善は同等であった（コントロール群、テスト群それぞれ1.68mm、1.88mm）。リアルタイムPCRおよびELISA法双方ともに両群間の有意差を認めなかった。
結論：両治療法ともに有意な臨床的改善を示した。しかしながらテスト群において、わずかな、ただし有意差のあるBOPの改善、5mm以上のPD部位の減少、2mm以上のRALの亢進を認めた。にも関わらず、アモキシシリンとメトロニダゾールの全身投与は、細菌学的および免疫学的アウトカムに何の効果ももたらさなかった。

（Ribeiro Edel P, et al. J Periodontol 2009；80（8）：1254-1264.）

Ultrasonic scaling

メインテナンス時の歯周ポケット内歯肉縁下デブライドメントにおけるエアーポリッシングと超音波インスツルメンテーションとの比較

目的：本研究の目的は、サポーティブ・ペリオドンタル・セラピー（SPT）期間中におけるエアーポリッシングを用いた根面デブライドメントが、超音波インスツルメンテーションを用いた場合と比較して臨床的および細菌学的にどれだけ効果があるのか、また不快症状にどの程度の差異があるのかを検討することである。

材料および方法：本研究は、慢性歯周炎の治療を受けた20名のリコール患者を対象とし、スプリットマウスデザインにて実施された。プロービング時の出血（BOP）がありプロービングポケットデプス（PPD）が5～8 mmの部位に対し、1/2顎ごとにランダムに以下の2つの方法を割りあて、歯肉縁下デブライドメントを実施した。すなわち、①特別にデザインされた吹き出し口を有する器具によるグリシンパウダー／エアーポリッシング、もしくは②超音波インスツルメンテーションを応用した。臨床変数はベースライン時、治療後14日目と60日目に測定した。もっとも重要な臨床的に価値ある変数はPPDの減少であった。歯肉縁下サンプル中の細菌学的解析を、治療直前、直後、2日後と14日後に行った。

結果：両治療法ともに、術直後、2日後における歯周病原細菌数が有意に減少し、術後2ヵ月でのBOP、PPD、相対アタッチメントレベルが有意に改善した。両治療法間には、いずれの検査時点においても有意差が認められなかった。治療にともなう不快症状は、超音波デブライドメントに比べてエアーポリッシングの方が小さかった。

結論：本短期研究より、SPT期間中の患者に生じた中等度の深い歯周ポケットに対する、歯肉縁下エアーポリッシングおよび超音波デブライドメント治療後の臨床的もしくは細菌学的アウトカムには、いかなる違いも認められなかった。

（Wennström JL, et al. J Clin Periodontol 2011；38（9）：820-827.）

慢性歯周炎の治療における手用インスツルメンテーションと超音波デブライドメントとの比較：ランダム化臨床試験および細菌検査

目的：手用インスツルメントを用いたスケーリング・ルートプレーニング（SRP）と超音波装置を用いた非外科的療法の効果を、臨床的および微生物学的診断基準を用いて比較すること。

材料および方法：本ランダム化比較臨床試験に参加した33名の慢性歯周炎患者を、2つのグループに分割した。コントロール群の患者には手用インスツルメントを用いたSRPを、テスト群の患者には超音波デブライドメント（UD）を施した。プロービングポケットデプス、臨床的アタッチメントレベル、プラーク指数および歯肉出血指数を、ベースライン時、3ヵ月後および6ヵ月後に測定、記録した。歯肉縁下サンプルを採取し、DNA-DNAハイブリダイゼーション法を用いて、*Porphyromonas gingivalis*、*Aggregatibacter actinomycetemcomitans*、*Tannerella forsythia*、*Treponema denticola* を解析した。

結果：両疾患ともにすべての臨床記録において有意な改善を示した。術後3ヵ月、両群の *P. gingivalis*、*T. forsythia* および *T. denticola* 数は減少したが、統計学的有意差を示したのは *P. gingivalis*（$p < 0.05$）のみであった。グループ間の差は術後6ヵ月に *T. forsythia* および *T. denticola*（$p < 0.05$）において認められ、SRPで有意に減少した。

結論：両治療法は、慢性歯周炎治療において同等の臨床結果を得ることができる。

（Ioannou I, et al. J Clin Periodontol 2009；36（2）：132-141.）

歯科衛生士のためのペリオ・インプラント 重要12キーワード

7 Gingival recession
歯肉退縮

歯肉退縮は、歯周炎、強いブラッシング圧、外傷性咬合、歯列不正などが原因で生じ、辺縁歯肉の位置が根尖側に移動して歯根が露出してしまうことである。その結果、審美障害や、象牙質知覚過敏症を引き起こすだけでなく、コントロールが困難になり、う蝕や歯周病を進行させてしまう可能性がある。歯肉退縮の治療として、ブラッシング方法の改善だけでなく、重度の場合には歯周形成外科治療や歯列矯正が必要となることもある。

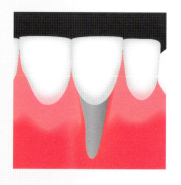

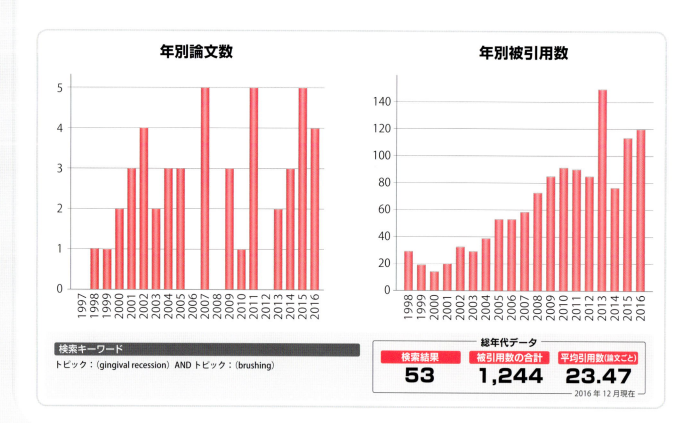

検索キーワード
トピック：(gingival recession) AND トピック：(brushing)

総年代データ
検索結果	被引用数の合計	平均引用数(論文ごと)
53	1,244	23.47

2016年12月現在

トムソン・ロイターが選んだベスト20論文

7 Gingival recession

順位	タイトル・和訳	2013年	2014年	2015年	2016年	合計引用数	平均引用数（1年ごと）
引用数1位	Wennström JL, Zucchelli G. Increased gingival dimensions. A significant factor for successful outcome of root coverage procedures? A 2-year prospective clinical study. J Clin Periodontol 1996；23(8)：770-777. 増加させた歯肉の厚み 根面被覆術の成功への重要な要因とは？2年間の前向き臨床研究	8	7	4	5	143	6.81
引用数2位	Dababneh RH, Khouri AT, Addy M. Dentine hypersensitivity - an enigma? A review of terminology, epidemiology, mechanisms, aetiology and management. Br Dent J 1999 Dec 11；187(11)：606-611. 象牙質知覚過敏症──不可解なもの？用語、疫学、メカニズム、病因、および管理についてのレビュー	25	5	14	5	105	5.83
引用数3位	Addy M, Hunter ML. Can tooth brushing damage your health? Effects on oral and dental tissues. Int Dent J. 2003；53 Suppl 3：177-186. 歯磨きはあなたの健康にダメージを与えるか？口腔と歯への影響	13	5	8	9	92	6.57
引用数4位	Khocht A, Simon G, Person P, Denepitiya JL. Gingival recession in relation to history of hard toothbrush use. J Periodontol 1993；64(9)：900-905. 硬い歯ブラシの使用歴に関係した歯肉退縮	9	3	9	5	88	3.67
引用数5位	Addy M. Dentine hypersensitivity: New perspectives on an old problem. Int Dent J. 2002；52(5)：367-375. 象牙質知覚過敏症：従来の問題に対する新しい展望	13	0	10	6	79	5.27
引用数6位	Addy M. Tooth brushing, tooth wear and dentine hypersensitivity--are they associated? Int Dent J. 2005；55(4 Suppl 1)：261-267. ブラッシング、トゥースウェア、知覚過敏、そこに関係性はあるか？	8	5	5	5	62	5.17
引用数7位	Vandekerckhove BN, Bollen CM, Dekeyser C, Darius P, Quirynen M. Full- versus partial-mouth disinfection in the treatment of periodontal infections. Long-term clinical observations of a pilot study. J Periodontol 1996；67(12)：1251-1259. 歯周炎治療におけるフルマウスディスインフェクションと従来法 予備研究の長期的臨床経過	0	2	5	1	58	2.76

トムソン・ロイターが選んだベスト**20**論文

	タイトル・和訳	2013年	2014年	2015年	2016年	合計引用数	平均引用数（1年ごと）
引用数 **8**位	Piotrowski BT, Gillette WB, Hancock EB. Examining the prevalence and characteristics of abfractionlike cervical lesions in a population of U.S. veterans. J Am Dent Assoc 2001；132(12)：1694-1701. 米国退役軍人における歯頸部アブフラクションの有病率と特徴の検証	4	2	3	6	50	3.12
引用数 **9**位	Dyer D, Addy M, Newcombe RG. Studies in vitro of abrasion by different manual toothbrush heads and a standard toothpaste. J Clin Periodontol 2000；27(2)：99-103. 異なった手用歯ブラシヘッドと一般的な歯磨剤による歯の摩耗の in vitro での研究	3	2	4	2	50	2.94
引用数 **10**位	Rajapakse PS, McCracken GI, Gwynnett E, Steen ND, Guentsch A, Heasman PA. Does tooth brushing influence the development and progression of non-inflammatory gingival recession? A systematic review. J Clin Periodontol 2007；34(12)：1046-1061. ブラッシングは非炎症性の歯肉退縮の発症と進行に影響を与えるか？システマティックレビュー	7	5	5	6	47	4.7
引用数 **11**位	Joshipura KJ, Kent RL, DePaola PF. Gingival recession: intra-oral distribution and associated factors. J Periodontol 1994；65(9)：864-871. 歯肉退縮：口腔内での分布と関連因子	2	1	3	3	39	1.7
引用数 **12**位	Hunter ML, Addy M, Pickles MJ, Joiner A. The role of toothpastes and toothbrushes in the aetiology of tooth wear. Int Dent J. 2002；52(5)：399–405. 歯質の摩耗の病因論における歯磨剤と歯ブラシの役割	2	0	1	0	34	2.27
引用数 **13**位	Ganss C, Schlueter N, Preiss S, Klimek J. Tooth brushing habits in uninstructed adults--frequency, technique, duration and force. Clin Oral Investig. 2009；13(2)：203-208. ブラッシング指導を受けていない成人の歯磨き習慣――頻度、技術、時間、力	5	7	4	4	29	3.62
引用数 **14**位	Leknes KN, Amarante ES, Price DE, Bøe OE, Skavland RJ, Lie T. Coronally positioned flap procedures with or without a biodegradable membrane in the treatment of human gingival recession. A 6-year follow-up study. J Clin Periodontol 2005；32(5)：518-529. 歯肉退縮の治療における吸収性メンブレンを併用した歯肉弁歯冠側移動術と、併用しない歯肉弁歯冠側移動術　6年間の経過観察	3	4	4	1	29	2.42

7 Gingival recession

トムソン・ロイターが選んだベスト20論文

順位	タイトル・和訳	2013年	2014年	2015年	2016年	合計引用数	平均引用数（1年ごと）
引用数 15位	Dentino AR, Derderian G, Wolf M, Cugini M, Johnson R, Van Swol RL, King D, Marks P, Warren P. Six-month comparison of powered versus manual toothbrushing for safety and efficacy in the absence of professional instruction in mechanical plaque control. J Periodontol 2002；73（7）：770-778. 機械的なプラークコントロールについて専門的な指導を受けていない状況下での電動歯ブラシによるブラッシングと手用歯ブラシによるブラッシングの、安全性と効果の6ヵ月間の比較	2	4	2	4	28	1.87
引用数 16位	Litonjua LA, Bush PJ, Andreana S, Tobias TS, Cohen RE. Effects of occlusal load on cervical lesions. J Oral Rehabil. 2004；31（3）：225-232. 歯頚部領域における咬合力の影響	2	1	1	1	24	1.85
引用数 17位	Daprile G, Gatto MR, Checchi L. The evolution of buccal gingival recessions in a student population: a 5-year follow-up. J Periodontol 2007；78（4）：611-614. 歯学部学生を対象とした頬側歯肉退縮進行の5年間の追跡調査	7	5	1	6	22	2.2
引用数 18位	Litonjua LA, Andreana S, Bush PJ, Tobias TS, Cohen RE. Wedged cervical lesions produced by toothbrushing. Am J Dent 2004；17（4）：237-240. ブラッシングによる歯頚部の楔状欠損	2	0	1	2	22	1.69
引用数 19位	Müller HP, Stadermann S, Heinecke A. Gingival recession in smokers and non-smokers with minimal periodontal disease. J Clin Periodontol 2002；29（2）：129-136. 軽度歯周炎を認める喫煙者と非喫煙者における歯肉退縮	2	1	0	0	21	1.4
引用数 20位	Moore C, Addy M. Wear of dentine *in vitro* by toothpaste abrasives and detergents alone and combined. J Clin Periodontol 2005；32（12）：1242-1246. 歯磨剤の研磨材と洗浄剤による象牙質の摩耗	6	0	1	2	20	1.67

Can tooth brushing damage your health? Effects on oral and dental tissues.

歯磨きはあなたの健康にダメージを与えるか？口腔と歯への影響

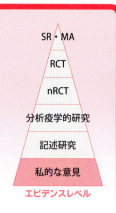

Addy M, Hunter ML.
（Int Dent J 2003；53（3）：177-186.）

[主な結果と結論]

- エナメル質や象牙質は一生涯歯磨剤を利用してもほとんど摩耗しないが、過度の利用や酸蝕と合わさった場合に摩耗が生じる。
- 歯肉退縮は乱暴な歯磨きにより起こる。歯肉退縮に対する歯磨剤の影響は少ない。硬組織の摩耗は主に酸蝕であり、研磨材などの入っている歯磨剤による摩耗もあると進む。
- 象牙質知覚過敏症は歯肉退縮部に起こり、象牙質の酸蝕が重要な因子である。歯磨剤は補助因子である。歯ブラシの種類による差はない。

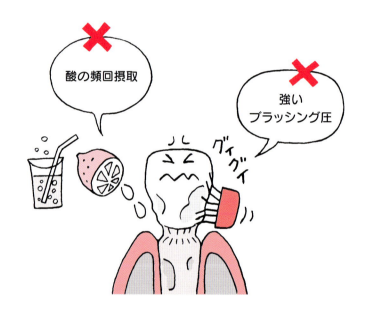

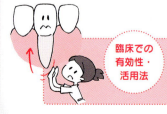

臨床での有効性・活用法

歯肉退縮や摩耗している患者に口腔清掃指導をする機会は多い。悪化を防ぐために適切な歯磨き方法を指導することはもちろん、酸蝕の原因となりうる食生活習慣などを医療面接でチェックすることも大切である。

❼ Gingival recession

引用数 **4**位

Gingival recession in relation to history of hard toothbrush use.

硬い歯ブラシの使用歴に関係した歯肉退縮

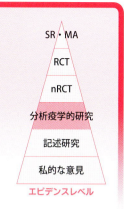

Khocht A, Simon G, Person P, Denepitiya JL.
（J Periodontol 1993；64（9）：900-905.）

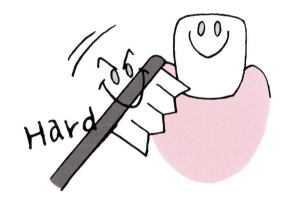

［セッティング］大学病院（臨床研究施設（RTL））
［対象者］18歯以上の残存歯（除外基準：重度う蝕、進行した歯周炎、歯周外科治療の既往、矯正治療中）
［サンプルサイズ］182名
［エンドポイント（アウトカム）］歯肉退縮した歯の割合（%）
［介入方法］
　歯ブラシの硬さ、頻度、利き手、硬い歯ブラシの使用歴に関する質問と、歯肉退縮の検査。
［主な結果と結論］
- 硬い歯ブラシの使用歴のある者は、まったくない者よりも歯肉退縮した歯の割合が多い。
- 歯肉退縮と年齢、ブラッシングの頻度、性別、硬い歯ブラシの使用は相関がある。

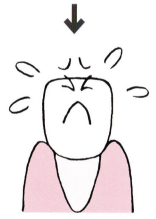

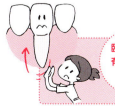

臨床での有効性・活用法　プラーク除去率の高さから、硬毛ブラシを推奨することがある。しかしその使用により歯肉退縮が起きやすくなることに注意する必要がある。

Tooth brushing, tooth wear and dentine hypersensitivity--are they associated?

ブラッシング、トゥースウェア、知覚過敏、そこに関係性はあるか？

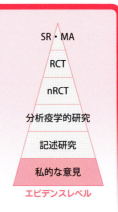

Addy M.
(Int Dent J 2005；55(4)：261-267.)

[主な結果と結論]

歯磨剤を用いたブラッシングは、象牙細管の開孔によって説明でき、知覚過敏の発症に関連がある。また、歯の摩耗も生じうるため、トゥースウェアの発症もブラッシングに関連するというエビデンスがある。さらに、トゥースウェアを生じている歯でのブラッシングによる知覚過敏の発症にも関係が示唆されている。

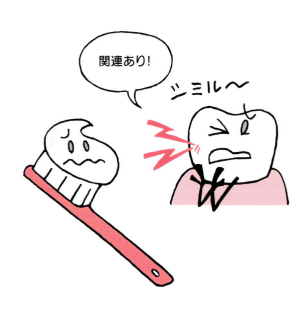

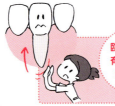

臨床での有効性・活用法

歯磨剤を用いたブラッシングによりトゥースウェア、知覚過敏が生じる可能性があり、知覚過敏の治療には患者の口腔清掃習慣の確認やブラッシング指導が必要であろう。

7 Gingival recession

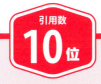

Does tooth brushing influence the development and progression of non-inflammatory gingival recession? A systematic review.

ブラッシングは非炎症性の歯肉退縮の
発症と進行に影響を与えるか？
システマティックレビュー

Rajapakse PS, McCracken GI, Gwynnett E, Steen ND, Guentsch A, Heasman PA.
(J Clin Periodontol 2007；34(12)：1046-1061.)

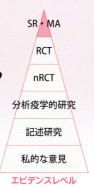

[セッティング] 文献18編
[対象者] 歯学部生、若年者など
[サンプルサイズ] 4,429名
[エンドポイント（アウトカム）] ブラッシングに関わる因子と歯肉退縮の関連
[介入方法]
　1966〜2005年までに出版された歯肉退縮とブラッシングに関わる文献を電子検索し、その後3名の査読者がハンドサーチを行った。
[主な結果と結論]
　18論文がレビューの対象となり、前向き研究で歯肉退縮との関連を示す報告が1編ある。残りの17編の観察研究のうち2編は関連性を示しておらず、8編では関連性を示しており、結論づけることはできない。
　しかし、ブラッシングに関する要因（ブラッシング方法、毛の硬さ、ブラッシング圧など）との関連は示唆されている。

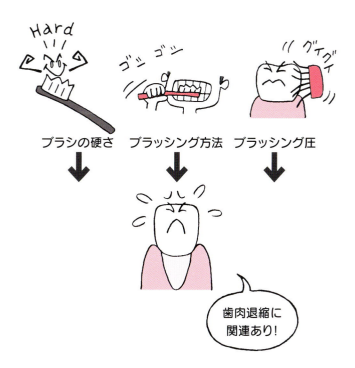

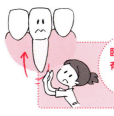

臨床での有効性・活用法　ブラッシング習慣と歯肉退縮の関連は認められることが多いため、それ以上、歯肉退縮が進行しないよう、適切なブラッシング方法の指導が求められる。

増加させた歯肉の厚み
根面被覆術の成功への重要な要因とは？ 2年間の前向き臨床研究

　この研究の目的は、結合組織移植と歯肉弁歯冠側移動術の併用によって増加させた歯肉の厚みが、①根面被覆および、②治療後の軟組織辺縁の位置の長期的な安定に関して、良い影響を及ぼすかどうかを評価することである。合計103ヵ所の頬側歯肉退縮を認める67名の患者を対象とした。
　まず、歯肉辺縁での根尖方向への力が最小になるようなブラッシング指導を含む歯周基本治療を行った後、歯肉退縮部位に歯肉弁歯冠側移動術のみ単独（コントロール群）、もしくは、口蓋から採取した結合組織移植を併用した歯肉弁歯冠側移動術（テスト群）にて外科的に根面被覆を行った。手術前と外科手術後6ヵ月、12ヵ月、24ヵ月後に口腔清掃状態、歯肉の状態、退縮深さ（セメント・エナメル境〜歯肉辺縁）、歯肉の高さ（歯肉辺縁〜歯肉歯槽粘膜境）、プロービングポケットデプス、プロービングアタッチメントレベル（PAL）について評価を行った。
　結果は、両群ともに術前の退縮深さの平均は約4.0mm（標準偏差：1.0）、歯肉の高さは1.0mm（標準偏差：0.5）であった。手術後6ヵ月の再評価時点で、テスト群およびコントロール群においてともに平均退縮深さが0.2mmに減少した。また、根面の完全被覆の達成率は、テスト群が72％、コントロール群が74％であった。結合組織移植を併用したテスト群では、PALは3.7mm増加し、歯肉高さの平均は3.5mm（0.6）増加した。コントロール群については、それぞれPALは3.6mm増加し、歯肉高さの平均は1.5mm（0.6）増加した。24ヵ月後の再評価時点での平均根面被覆率は、テスト群で98.9％、コントロール群で97.1％であった。また、テスト群の88％が根面の完全被覆を達成しているのに対し、コントロール群では80％であった。2つの術式において、根面被覆は同程度の結果であった。つまり、外科的に獲得した歯肉辺縁の位置の長期的な安定にとって、ブラッシングの習癖の変化が、増加させた歯肉の厚みよりとても重要な項目である可能性が高い。

（Wennström JL, et al. J Clin Periodontol 1996；23（8）：770-777.）

歯肉退縮：口腔内での分布と関連因子

　この研究では、歯肉退縮のリスクファクターとしての不十分な口腔清掃状態と強すぎるブラッシング圧について評価した。根面う蝕の横断研究の一環として、少なくとも1ヵ所以上根面露出を認める298名（42〜67歳）を被験者として調査した。根面露出の66％と、すべての摩耗は頬側に存在したため、分析は頬側面のみに限定した。頬側の歯肉退縮における被験者の分散分析では、年齢と性別を調整後、歯石と頬側根面の摩耗の存在が歯肉退縮に強く関連することを示した。根面の摩耗は強すぎるブラッシング圧の代理変数だと考えられる。追加解析では被験者間を横断して集計し、各歯の平均を用いた。32種類の歯における頬側の歯肉退縮において、摩耗のある根面の割合（％ra）、汚れと歯石のスコアの平均を計算した。摩耗の存在を調整した歯肉退縮と歯石、および歯石を調整した歯肉退縮と摩耗の歯種を問わない部分相関係数は0.55だった。強すぎるブラッシングの実測値としての％raの解釈は、汚れ（r = -0.8）、歯石（r = -0.7）の値から歯種を問わない強い負の相関が認められた。小臼歯と大臼歯に分けた分析では、小臼歯の歯肉退縮はブラッシング圧が原因であり、大臼歯の歯肉退縮では汚れと歯石が原因である可能性が示唆された。これらの知見から、歯肉退縮において、強すぎるブラッシング圧による摩耗と不十分な口腔清掃状態は、正の相関があることが示唆された。

（Joshipura KJ, et al. J Periodontol 1994；65（9）：864-871.）

7 Gingival recession

歯質の摩耗の病因論における歯磨剤と歯ブラシの役割

目的：病因論において歯磨剤と歯ブラシの効果と摩耗部位の疫学に関しての現在の知見を再検討するためである。
材料と方法：1966年から現在までのMEDLINEデータベースを使って調査し、同時に1966年以前の文献についてはハンドサーチにて調査を行った。両方の方法での検索キーワードは、「歯の摩耗」「歯磨剤」「歯ブラシ」とした。
結論：生体外の研究では、研磨材配合歯磨剤を用いた歯磨きは象牙質の摩耗を生じることを示した。しかし、これらのデータの生体内への効果の推定は困難であり、一般的な使用下では、生涯を通じて歯磨剤を用いた歯磨きを行ったとしても、象牙質の摩耗はわずかであろうことが推測される。また、象牙質への微小な損傷は歯ブラシだけでも起こる。ほとんどの歯磨剤はエナメル質への摩耗性は低く、エナメル質への影響はほとんどない。しかし、歯磨剤の乱用や酸蝕症との相互作用によって、病理学的には象牙質の摩耗を増加させてしまう可能性がある。また、酸蝕症によって軟らかくなったエナメル質は、容易に機械的に除去されてしまう。

（Hunter ML, et al. Int Dent J 2002；52(5)：399-405.）

ブラッシング指導を受けていない成人の歯磨き習慣
——頻度、技術、時間、力

　個別の口腔清掃指導において、多くの場合、バス法もしくはその改良法を使って、弱い力で少なくとも毎日2回、2～3分間の歯磨きを行うことを推奨している。この研究では、実際、習慣的な歯磨きが、この基準に合うかどうかを評価した。口腔清掃指導を受けたことがなく、習慣的に手用歯ブラシを使用している成人（n＝103名、平均31±6歳、女性61名、男性42名）にアンケートと歯ブラシの技術、時間、力を記録させるコンピュータシステムを渡した。参加者の大半（79.6%）は、毎日2回の歯磨きを行っていた。歯磨きの時間は96.6±36秒、ブラッシング圧は2.3±0.7N（最大4.1N）であり、統計学的な差は認められなかった。ほとんどの参加者（73.8%）は円を描くように磨いており、8.7%は水平的にゴシゴシこするように磨き、13.6%は水平的もしくは円を描き、3.9%は垂直的に動かして磨いていた。バス改良法は観察されなかった。適切な歯磨き習慣を、円を描く、もしくは垂直的に動かしながら、3N未満のブラッシング圧で、120秒間、1日2回磨くこととするならば、参加者の25.2%だけがすべての条件を満たしていることになり、本研究により継続的な口腔清掃指導の必要性が強調された。

（Ganss C, et al. Clin Oral Investig 2009；13(2)：203-208.）

歯科衛生士のためのペリオ・インプラント 重要12キーワード

⑧ Root caries

根面う蝕

根面う蝕は、歯肉が退縮し露出した根面に発症するう蝕で、歯周治療後の露出根面でも見られるため、メインテナンス時に注意深くチェックすべき項目である。進行が緩徐なため、適切な歯面清掃によって予防や進行阻止が可能である。一方で、清掃しにくい根面に好発しやすく、実質欠損をともなう場合には、プラークの蓄積が著しくなり急速に進行することもある。一般に、高齢者に多くみられるとされている。

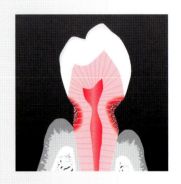

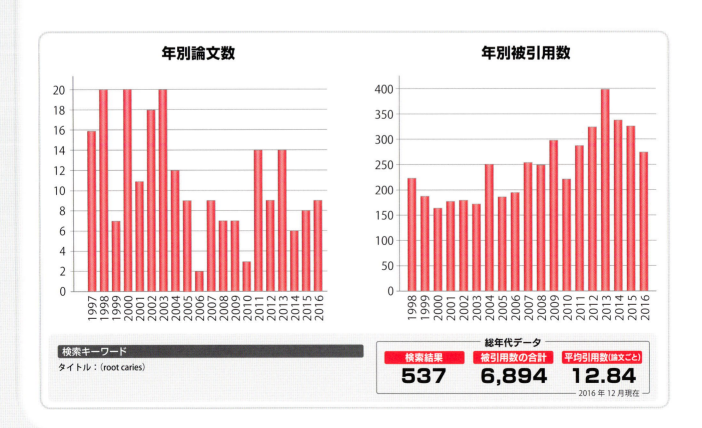

検索キーワード
タイトル：（root caries）

総年代データ
検索結果 **537**　被引用数の合計 **6,894**　平均引用数（論文ごと） **12.84**

2016年12月現在

トムソン・ロイターが選んだベスト**20**論文

Root caries

	タイトル・和訳	2013年	2014年	2015年	2016年	合計引用数	平均引用数（1年ごと）
引用数 1位	Aoki A, Ishikawa I, Yamada T, Otsuki M, Watanabe H, Tagami J, Ando Y, Yamamoto H. Comparison between Er: YAG laser and conventional technique for root caries treatment *in vitro*. J Dent Res 1998；77(6)：1404-1414. *In vitro* における根面う蝕に対する Er: YAG レーザーと従来の器具による治療の比較	12	8	12	8	193	10.16
引用数 2位	Jordan HV, Hammond BF. Filamentous bacteria isolated from human root surface caries. Arch Oral Biol 1972；17(9)：1333-1342. ヒトの根面う蝕から抽出された糸状細菌	1	0	1	1	118	2.62
引用数 3位	Winn DM, Brunelle JA, Selwitz RH, Kaste LM, Oldakowski RJ, Kingman A, Brown LJ. Coronal and root caries in the dentition of adults in the United States, 1988-1991. J Dent Res 1996；75 Spec No：642-651. 1988〜1991年の米国における成人の歯冠う蝕と根面う蝕	3	4	0	2	117	5.57
引用数 4位	Bowden GH. Microbiology of root surface caries in humans. J Dent Res 1990；69(5)：1205-1210. ヒトの歯根表面の細菌学的考察	5	1	5	4	96	3.56
引用数 5位	Nyvad B, Fejerskov O. Active root surface caries converted into inactive caries as a response to oral hygiene. Scand J Dent Res 1986；94(3)：281-284. 口腔清掃の改善によって根面う蝕の進行を止められるのか	5	1	1	1	96	3.1
引用数 6位	Sansone C, Van Houte J, Joshipura K, Kent R, Margolis HC. The association of mutans streptococci and non-mutans streptococci capable of acidogenesis at a low pH with dental caries on enamel and root surfaces. J Dent Res 1993；72(2)：508-516. ミュータンスレンサ球菌と非ミュータンスレンサ球菌の集合による、エナメル質と歯根の低 pH 環境下における酸産生の可能性	3	5	6	4	94	3.92
引用数 7位	Katz RV, Hazen SP, Chilton NW, Mumma RD Jr. Prevalence and intraoral distribution of root caries in an adult population. Caries Res 1982；16(3)：265-271. 成人における根面う蝕への罹患度とその分類	2	2	0	2	88	2.51

トムソン・ロイターが選んだベスト**20**論文

	タイトル・和訳	2013年	2014年	2015年	2016年	合計引用数	平均引用数（1年ごと）
引用数 8位	Banting DW, Ellen RP, Fillery ED. Prevalence of root surface caries among institutionalized older persons. Community Dent Oral Epidemiol. 1980；8（2）：84-88. 施設入居高齢者における根面う蝕の有病率	2	1	0	1	88	2.38
引用数 9位	Baysan A, Lynch E, Ellwood R, Davies R, Petersson L, Borsboom P. Reversal of primary root caries using dentifrices containing 5,000 and 1,100 ppm fluoride. Caries Res 2001 Jan-Feb；35（1）：41-46. 5,000ppm、1,100ppm のフッ化物配合歯磨剤で根面う蝕は再石灰化するか	8	11	7	4	84	5.25
引用数 10位	Burt BA, Ismail AI, Eklund SA. Root caries in an optimally fluoridated and a high-fluoride community. J Dent Res 1986；65（9）：1154-1158. 至適フッ化物添加および高フッ化物添加集団における根面う蝕	3	2	2	1	83	2.68
引用数 11位	Jensen ME, Kohout F. The effect of a fluoridated dentifrice on root and coronal caries in an older adult population. J Am Dent Assoc 1988；117（7）：829-832. 高齢者に対するフッ化物を用いたブラッシングの歯冠部う蝕および根面う蝕に対する効果	3	2	3	0	80	2.76
引用数 12位	Griffin SO, Griffin PM, Swann JL, Zlobin N. Estimating rates of new root caries in older adults. J Dent Res 2004；83（8）：634-638. 高齢者における根面う蝕発生の予測率	8	8	7	16	79	6.08
引用数 13位	Beck JD, Hunt RJ, Hand JS, Field HM. Prevalence of root and coronal caries in a noninstitutionalized older population. J Am Dent Assoc 1985；111（6）：964-967. 施設に入居していない高齢者における根面う蝕の有病率	0	1	1	0	77	2.41
引用数 14位	Katz RV. Assessing root caries in populations: the evolution of the root caries index. J Public Health Dent. 1980 Winter；40（1）：7-16. 集団における根面う蝕の解析：根面う蝕指数の進展	2	4	1	0	76	2.05

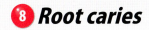

トムソン・ロイターが選んだベスト**20**論文

	タイトル・和訳	2013年	2014年	2015年	2016年	合計引用数	平均引用数（1年ごと）
引用数 15位	Ravald N, Hamp SE. Prediction of root surface caries in patients treated for advanced periodontal disease. J Clin Periodontol 1981；8（5）：400-414. 進行した歯周病を治療した患者における根面う蝕の予測	2	1	0	0	75	2.08
引用数 16位	Ellen RP, Banting DW, Fillery ED. *Streptococcus mutans* and Lactobacillus detection in the assessment of dental root surface caries risk. J Dent Res 1985；64(10)：1245-1249. 根面う蝕のリスクの評価における *Streptococcus mutans* と Lactobacillus の検出	0	0	3	0	73	2.28
引用数 17位	Schaeken MJ, Keltjens HM, Van Der Hoeven JS. Effects of fluoride and chlorhexidine on the microflora of dental root surfaces and progression of root-surface caries. J Dent Res 1991；70（2）：150-153. 根面う蝕の微生物叢に対するフッ化物とクロルヘキシジンの効果と根面う蝕の進行	4	2	1	0	70	2.69
引用数 18位	Ricucci D, Bergenholtz G. Bacterial status in root-filled teeth exposed to the oral environment by loss of restoration and fracture or caries--a histobacteriological study of treated cases. Int Endod J 2003；36(11)：787-802. 修復物の脱離や欠損、う蝕などによって被覆された根面における細菌の状態——介入症例における組織細菌学的研究	13	5	3	1	65	4.64
引用数 19位	Hara AT, Queiroz CS, Paes Leme AF, Serra MC, Cury JA. Caries progression and inhibition in human and bovine root dentine in situ. Caries Res 2003；37（5）：339-344. 生体内でのヒトおよびウシの象牙質根面のう蝕進行と抑制	5	4	5	7	65	4.64
引用数 20位	Bowen WH, Pearson SK, Young DA. The effect of desalivation on coronal and root surface caries in rats. J Dent Res 1988；67（1）：21-23. 唾液分泌の停止がラットの歯冠部および根面う蝕に与える影響	3	1	0	0	65	2.24

Coronal and root caries in the dentition of adults in the United States, 1988-1991

1988〜1991年の米国における成人の歯冠う蝕と根面う蝕

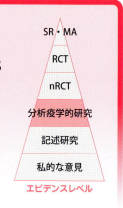

Winn DM, Brunelle JA, Selwitz RH, Kaste LM, Oldakowski RJ, Kingman A, Brown LJ.
（J Dent Res 1996；75 Spec No：642-651.）

[セッティング] その他（第3回米国全国健康・栄養調査（NHANES III）による）
[対象者] NHANES III対象者のうち、18歳以上かつ歯科検診を受診した者
[サンプルサイズ] 6,726名
[エンドポイント（アウトカム）] 米国国民における根面う蝕の罹患度と性別、年齢、人種との関連
[追跡率・期間] 1988〜1991年の3年間
[介入方法] 1988〜1994年に行われたNHANES III phase 1のデータを収集し解析を行った。
[主な結果と結論]
　根面う蝕は、歯冠う蝕と異なり、性別、人種に関係なく加齢にともない著明に増加する。全体の22.5％に根面う蝕を認め、統計学的に年齢の因子を調整すると男性の罹患率が27.1％、女性の罹患率が23.3％であり男性が統計学的有意に多かった。1人あたりの要治療の根面う蝕歯面数は、男性が0.9面、女性が0.5面であり男性が有意に多かった。

根面う蝕の歯面数

年齢	歯面数
18〜24歳	0.3
25〜34歳	0.6
35〜44歳	1.0
45〜54歳	1.2
55〜64歳	1.7
65〜74歳	2.2
75歳以上	3.1

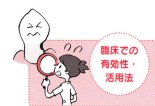

[臨床での有効性・活用法] 根面う蝕は、加齢にともなって増加することから、根面う蝕予防には歯肉退縮した部位におけるプラークコントロールの確立が重要であろう。

8 Root caries

引用数 5位

Active root surface caries converted into inactive caries as a response to oral hygiene.

口腔清掃の改善によって、根面う蝕の進行を止められるのか

Nyvad B, Fejerskov O.
（Scand J Dent Res 1986；94（3）：281-284.）

[セッティング] その他（施設に関する記載なし）
[対象者] 根面う蝕をもつ20〜66歳の10名
[サンプルサイズ] 24本の根面う蝕
[エンドポイント（アウトカム）] 根面う蝕に対して口腔清掃指導とフッ化物歯面塗布を行うことによってう蝕の活動性が変化するか
[追跡率・期間] 100％（18ヵ月）
[介入方法]
　活動性の根面う蝕に対して口腔清掃指導とプラーク除去を行い、以降8週間にわたりフッ化物歯面塗布を行ったうえで18ヵ月後に根面う蝕の活動性の指標である歯質の硬さ、色調、表面性状、プラークの有無について観察した。

[主な結果と結論]
　24本の根面う蝕について、そのすべてで口腔衛生状態の著明な改善が認められた。2〜3ヵ月以内で、ほぼすべての根面う蝕の表面が、軟化した状態から硬い状態へと変化した。4〜6ヵ月で表面が滑沢になり、う蝕の色調が茶褐色や黒色へと変化し、12〜18ヵ月で黒色への変化はさらに進んだ。また、当初は歯肉縁下にあった根面う蝕が、歯肉の退縮によってう蝕全体が視認できるようになった。

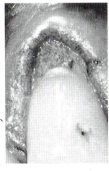
①ベースライン時

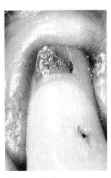
②2ヵ月後

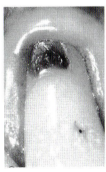
③6ヵ月後

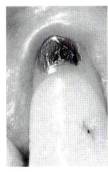
④18ヵ月後

上顎左側犬歯頬側面における進行性の根面う蝕。観察期間中に、口腔衛生状態の改善によって根面う蝕の色調と表面性状、および歯頸部辺縁歯肉の形態に変化が起こった。

〈出典〉Nyvad B, Fejerskov O. Active root surface caries converted into inactive caries as a response to oral hygiene. Scand J Dent Res 1986；94（3）：281-284.

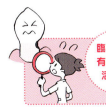

臨床での有効性・活用法 口腔清掃状態の改善によって根面う蝕の進行を止めることができることが示されている。ただし、フッ化物の歯面塗布だけではなく、日々のプラークコントロールも重要である。

Prevalence and intraoral distribution of root caries in an adult population.

成人における根面う蝕への罹患度とその分類

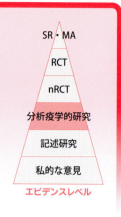

Katz RV, Hazen SP, Chilton NW, Mumma RD Jr.
(Caries Res 1982；16(3)：265-271.)

[セッティング]大学病院
[対象者]20〜64歳（平均年齢42.6歳）の白人
[サンプルサイズ]473名
[エンドポイント(アウトカム)]根面う蝕と年齢、歯肉退縮との関連、歯種別の根面う蝕歯数
[介入方法]
　20〜64歳の473名の被験者について、根面う蝕の有無を検査し、年齢や罹患部位によって分類した。
[主な結果と結論]
　根面う蝕は11.4％の歯根面に認められた。また、年齢階層別には、20代では1.1％だった根面う蝕が60代では22.0％へと増加した。

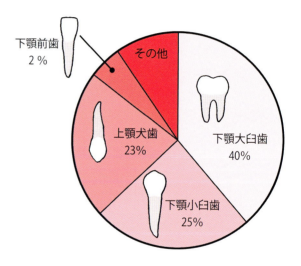

根面う蝕のなりやすさの部位別分類

　根面う蝕に罹患した歯を部位別に分類すると、すべての年齢階層において下顎大臼歯部はもっとも根面う蝕になりやすい傾向を示し(40％)、下顎小臼歯部(25％)、上顎犬歯(23％)、下顎前歯部(2％)が続いた。
　また、必ずしも歯肉退縮との関連は認められず、たとえば上顎については、歯肉退縮が起こりやすい部位より、むしろ歯肉退縮が起こることで隣接面が根面う蝕を発症しやすくなることが示された。

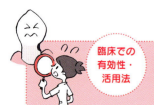

[臨床での有効性・活用法] 根面う蝕は、歯肉退縮が進む中年以降に増加し、また肉眼でみつけやすい頬舌側だけでなく隣接面にも認められるため、補助的清掃器具の使用の推奨が求められる。

8 Root caries

Reversal of primary root caries using dentifrices containing 5,000 and 1,100 ppm fluoride.

5,000ppm、1,100ppmのフッ化物配合歯磨剤で根面う蝕は再石灰化するか

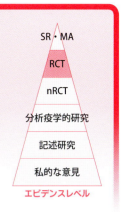

Baysan A, Lynch E, Ellwood R, Davies R, Petersson L, Borsboom P.
（Caries Res 2001；35（1）：41-46.）

[セッティング]大学病院
[対象者]10本以上の天然歯を有する27～90歳（平均年齢59歳）
[サンプルサイズ]201名
[エンドポイント（アウトカム）]根面う蝕の活動性の状態
[追跡率・期間]92.5%（6ヵ月）
[介入方法]
　根面う蝕に対して、5,000ppmあるいは1,100ppmのフッ化物配合歯磨剤を使用して口腔清掃を6ヵ月にわたって実施した。それぞれの歯磨剤使用後において、根面う蝕の状態を検証した。

[主な結果と結論]
　ベースライン時には、すべての根面う蝕の表面は粗造感があったが3ヵ月後には5,000ppm群では37.6%、1,100ppm群では11.1%で硬化が認められ、6ヵ月後はそれぞれ52.0%と25.6%となった。またう窩がすでに認められた部位については、6ヵ月の時点で5,000ppm群、1,100ppm群のそれぞれで18.5%、9.3%が硬化するに留まった。根面う蝕と歯肉縁との距離については、両群ともにベースライン時よりも大きくなった。
　光学的う蝕検出装置による評価では、1,100ppm群では6ヵ月間スコアが変化しなかった一方で、5,000ppm群では改善が認められた。

フッ化物配合歯磨剤による効果

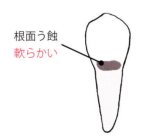
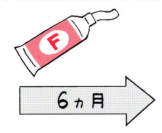
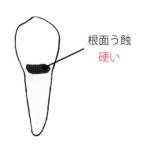

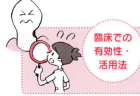

[臨床での有効性・活用法] 2017年4月現在、国内で販売される歯磨剤のフッ化物濃度は1,500ppmが上限となっており、この濃度のフッ化物単独使用では根面う蝕の改善は期待できない。したがって適切な口腔清掃と定期的なフッ化物歯面塗布が重要と考えられる。

In vitro における根面う蝕に対する Er:YAG レーザーと従来の器具による治療の比較

　エルビウム・ヤグ（Er:YAG）レーザーは、歯などの硬組織を効果的に蒸散できることが知られており、う蝕の治療に用いることが期待される。しかしながら現段階では、う蝕治療に対するレーザー治療の有効性の詳細は不明であり、本実験では Er:YAG レーザーによる治療法とバーを用いた従来からの治療法を比較検討した。

　本実験では31本のヒトの抜去歯を用いた。対象歯はそれぞれ、レーザーによる治療、従来法、治療を行わないものに分類した。レーザー治療は、新品のファイバーとコンタクトプローブシステムを用いて行い、照射の際には冷却水を噴射しつつ、プローブは歯面に接触もしくはニアコンタクトで行った。バーを用いる治療法ではコントラエンジンを用いて処置した。

　それぞれの治療法の評価は、う蝕除去に必要な時間、脱灰連続切片による病理組織学的評価、走査型電子顕微鏡（SEM）での観察、う蝕除去後の窩洞底象牙質の硬さを計測することによって行った。

　レーザー治療では、う蝕除去にかかる時間がバーによる治療よりも多く要する一方で、う蝕周囲の健全歯質への熱ダメージが少なく、また振動も少なくう蝕を効率的に除去できるという特徴が挙げられた。今回の実験によって Er:YAG レーザーのう蝕治療への有効性が示された。

（Aoki A, et al. J Dent Res 1998；77（6）：1404-1414.）

ヒトの歯根表面の細菌学的考察

　根面う蝕に対する研究は時代とともに変化してきた。1970～1975年に行われた研究によると、根面う蝕に関する細菌学的な研究は、多形性グラム陽性糸状桿菌、特に *Actinomyces viscosus* や *Actinomyces naeslundii* を主とした。これらの菌は動物実験によって根面う蝕を形成することが知られていた。70年代以降の研究では、*Streptococcus mutans* が注目され、特に *S. mutans* と Lactobacillus は根面う蝕のリスクを増大させると考えられた。のちの研究によって、*S. mutans* と "軟化した" あるいは "初期の" 根面う蝕との関連が示された。このように、根面う蝕と細菌の関連を検討する際には、根面う蝕の進行度を注意深く鑑別することや関与する細菌をより明確にすることが重要とされてきた。従来行われてきた研究の多くが、*S. mutans*、*S. sanguis*、*A. viscosus*、*A. naeslundii*、Lactobacillus、Veillonella を対象とした。しかしながら、この17年間根面う蝕に関連する Actinomyces は、*A. viscosus* や *A. naeslundii* の変種と考えられてきた。これらの種は Actinomyces に関する分類学的研究によってその特徴が明らかにされつつあるものの、これらの種における生理学的な差違や根面う蝕との関連については解明されていないことも多い。同様の状況は、近年新しい分類法が提案されている口腔レンサ球菌についてもあてはまり、根面う蝕の研究対象となる種の中にも潜在的な多様性があるという認識は、有益な情報を生み出すと考えられる。近年の研究によってこのことは示されており、たとえばミュータンスレンサ球菌や Lactobacillus を含む根面う蝕からは、*S. mitis* が多く分離される一方で、*A. naeslundii* はまったく分離されないことがわかっている。

（Bowden GH. J Dent Res 1990；69（5）：1205-1210.）

ミュータンスレンサ球菌と非ミュータンスレンサ球菌の集合による、エナメル質と歯根の低pH環境下における酸産生の可能性

　う蝕を有する12名の患者（グループ1）の歯の白斑とう蝕のない患者18名（グループ2）から歯冠部プラークを、さらに異なる10名（グループ3）の根面う蝕部分と健全歯根面からそれぞれプラークを採取した。

　グループ1と2から採取したプラークは、① *in vitro* でのpH低下能について、②ミュータンスレンサ球菌やラクトバチルスのレベルについて、③グルコース混濁液中の最終pHによる非ミュータンスレンサ球菌の占有割合について、評価した。実験の結果、う蝕の発生とミュータンスレンサ球菌のレベルとの間には正の相関関係が認められ、また非ミュータンスレンサ球菌の低いpH条件下（最終pH＜4.4）における酸産生能との間には弱い正の相関関係が認められた。ラクトバチルスのレベルはすべてのグループにおいて低く、またグループ1のプラークにおいては、白斑から採取したサンプルの方が健全歯面から採取したものよりもpH低下能（最終pHおよびpH低下率）が高かった。しかしながら、う蝕のない患者から採取したグループ2のプラークと、う蝕を有する患者から採取したグループ1のプラークのpH低下能には著明な差は認められなかった。これらの結果から、根面う蝕と、非ミュータンスレンサ球菌のう蝕中における低pH条件下での酸産生能との関連性が示唆された。

（Sansone C, et al. J Dent Res 1993；72（2）：508-516.）

進行した歯周病を治療した患者における根面う蝕の予測

　本研究の目的は、①歯周治療前後の根面う蝕への罹患に関する分析と②歯周治療後の歯根表面積の拡大によるリスク基準を考察することである。

　被験者は、歯周外科治療を含む積極的な歯周治療を受けた31名の患者で、初診時に口腔清掃状態、歯周病の程度、歯根面の露出程度、唾液中のラクトバチルスの量を測定した。初診から1年、2年、4年にいたるフォローアップ期間の間に多くの被験者は歯周組織の健康状態を維持できた。根面う蝕は4年の間におよそ2/3の患者で進行が認められたものの、う蝕の増大面積は、極めて小さく、露出した根面の5％未満などであった。

　新たな根面う蝕が生じやすいハイリスクの患者は、初診時の治療前評価項目である①根面う蝕の既往、②ラクトバチルス量が多い、③高齢である、などと有意に相関関係があった。さらに本研究からは、根面う蝕の発生と唾液分泌の低下についても相関関係が示された。

（Ravald N, et al. J Clin Periodontol 1981；8（5）：400-414.）

歯科衛生士のためのペリオ・インプラント 重要12キーワード

⑨ Smoking
喫煙

喫煙はがん、循環器疾患などさまざまな疾患の発症や進行を促すことが知られており、歯周病のリスク因子にもなっている。タバコにはニコチン、タール、一酸化炭素など約200種類もの有害物質が含まれている。ニコチンの強力な血管収縮作用により歯肉からの出血が抑制されるため、歯周病の進行に気づかぬまま重症化に至る可能性がある。また一酸化炭素はニコチンとともに免疫作用を低下させる。喫煙は歯周病を悪化させ、治療後の予後も不良になるので、歯周治療を成功させるためには喫煙の影響を知ることが不可欠である。

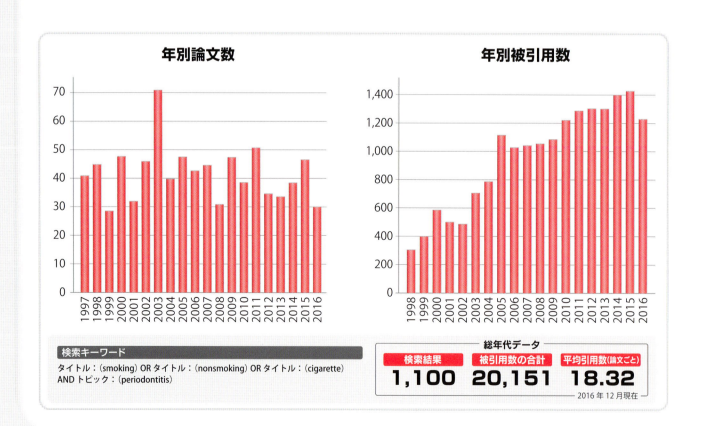

検索キーワード
タイトル：(smoking) OR タイトル：(nonsmoking) OR タイトル：(cigarette) AND トピック：(periodontitis)

総年代データ
- 検索結果：1,100
- 被引用数の合計：20,151
- 平均引用数（論文ごと）：18.32

2016年12月現在

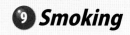

トムソン・ロイターが選んだベスト20論文

順位	タイトル・和訳	2013年	2014年	2015年	2016年	合計引用数	平均引用数（1年ごと）
引用数 1位	Ko YC, Huang YL, Lee CH, Chen MJ, Lin LM, Tsai CC. Betel quid chewing, cigarette smoking and alcohol consumption related to oral cancer in Taiwan. J Oral Pathol Med 1995；24(10)：450-453. 台湾における、噛みタバコ、喫煙、飲酒量と口腔癌との関係	27	20	23	20	399	18.14
引用数 2位	Tomar SL, Asma S. Smoking-attributable periodontitis in the United States: findings from NHANES III. National Health and Nutrition Examination Survey. J Periodontol 2000；71(5)：743-751. 米国における喫煙による歯周病：第3回米国全国健康・栄養調査からの知見	31	26	31	26	379	22.29
引用数 3位	Haber J, Wattles J, Crowley M, Mandell R, Joshipura K, Kent RL. Evidence for cigarette smoking as a major risk factor for periodontitis. J Periodontol 1993；64(1)：16-23. 喫煙が歯周炎における主なリスクファクターであるエビデンス	11	9	10	7	350	14.58
引用数 4位	Tonetti MS, Pini-Prato G, Cortellini P. Effect of cigarette smoking on periodontal healing following GTR in infrabony defects. A preliminary retrospective study. J Clin Periodontol 1995；22(3)：229-234. 骨内欠損に対するGTR法における歯周組織治癒への喫煙の影響　後ろ向き予備研究	8	8	6	1	226	10.27
引用数 5位	MacFarlane GD, Herzberg MC, Wolff LF, Hardie NA. Refractory periodontitis associated with abnormal polymorphonuclear leukocyte phagocytosis and cigarette smoking. J Periodontol 1992；63(11)：908-913. 難治性歯周炎と多形核白血球食作用異常および喫煙との関連	2	6	3	7	210	8.4
引用数 6位	Bergström J. Cigarette smoking as risk factor in chronic periodontal disease. Community Dent Oral Epidemiol 1989；17(5)：245-247. 慢性歯周炎におけるリスクファクターとしての喫煙	3	7	12	4	198	7.07
引用数 7位	Ah MK, Johnson GK, Kaldahl WB, Patil KD, Kalkwarf KL. The effect of smoking on the response to periodontal therapy. J Clin Periodontol 1994；21(2)：91-97. 歯周治療における喫煙の影響	7	4	2	4	197	8.57

歯科衛生士のためのペリオ・インプラント 重要12キーワード（関連性の高い論文の構造化抄録・和訳）

トムソン・ロイターが選んだベスト20論文

	タイトル・和訳	2013年	2014年	2015年	2016年	合計引用数	平均引用数（1年ごと）
引用数 8位	Ismail AI, Burt BA, Eklund SA. Epidemiologic patterns of smoking and periodontal disease in the United States. J Am Dent Assoc 1983；106(5)：617-621. 米国における喫煙と歯周病の疫学的パターン	1	4	0	3	180	5.29
引用数 9位	Palmer RM, Wilson RF, Hasan AS, Scott DA. Mechanisms of action of environmental factors--tobacco smoking. J Clin Periodontol 2005；32 Suppl 6：180-195. 環境因子である喫煙が与える影響のメカニズム	13	18	16	23	179	14.92
引用数 10位	Preber H, Bergström J. Effect of cigarette smoking on periodontal healing following surgical therapy. J Clin Periodontol 1990；17(5)：324-328. 歯周外科治療後の治癒における喫煙の影響	6	6	2	2	177	6.56
引用数 11位	Zambon JJ, Grossi SG, Machtei EE, Ho AW, Dunford R, Genco RJ. Cigarette smoking increases the risk for subgingival infection with periodontal pathogens. J Periodontol 1996；67(10 Suppl)：1050-1054. 喫煙により歯肉縁下における歯周病原細菌への感染リスクは増加する	5	5	7	4	171	8.14
引用数 12位	De Bruyn H, Collaert B. The effect of smoking on early implant failure. Clin Oral Implants Res 1994；5(4)：260-264. インプラント治療の早期失敗における喫煙の影響	9	4	7	3	169	7.35
引用数 13位	Bergström J, Eliasson S, Dock J. A 10-year prospective study of tobacco smoking and periodontal health. J Periodontol 2000；71(8)：1338-1347. 喫煙と歯周組織の健康についての10年の後ろ向き研究	7	8	8	8	165	9.71
引用数 14位	Stoltenberg JL, Osborn JB, Pihlstrom BL, Herzberg MC, Aeppli DM, Wolff LF, Fischer GE. Association between cigarette smoking, bacterial pathogens, and periodontal status. J Periodontol 1993；64(12)：1225-1230. 喫煙、病原性微生物、歯周組織状態の関連	2	3	3	3	154	6.42

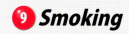

トムソン・ロイターが選んだベスト20論文

順位	タイトル・和訳	2013年	2014年	2015年	2016年	合計引用数	平均引用数（1年ごと）
引用数 15位	Lindquist LW, Carlsson GE, Jemt T. Association between marginal bone loss around osseointegrated mandibular implants and smoking habits: a 10-year follow-up study. J Dent Res 1997；76（10）：1667-1674. 下顎におけるオッセオインテグレーテッドインプラント周囲の骨喪失と喫煙習慣の関連：10年の追跡調査	6	7	8	10	149	7.45
引用数 16位	Albandar JM, Streckfus CF, Adesanya MR, Winn DM. Cigar, pipe, and cigarette smoking as risk factors for periodontal disease and tooth loss. J Periodontol 2000；71（12）：1874-1881. 歯周病と歯の喪失のリスクとしての葉巻、パイプ、喫煙	15	10	13	9	145	8.53
引用数 17位	Axelsson P, Paulander J, Lindhe J. Relationship between smoking and dental status in 35-, 50-, 65-, and 75-year-old individuals. J Clin Periodontol 1998；25（4）：297-305. 35歳、50歳、65歳、75歳における喫煙と歯科的状態の関係	10	6	5	7	144	7.58
引用数 18位	Bergström J, Eliasson S. Cigarette smoking and alveolar bone height in subjects with a high standard of oral hygiene. J Clin Periodontol 1987；14（8）：466-469. 口腔衛生状態の良好な患者における歯槽骨の高さと喫煙の関係	5	3	1	1	143	4.77
引用数 19位	Johnson GK, Hill M. Cigarette smoking and the periodontal patient. J Periodontol 2004；75（2）：196-209. 喫煙と歯周病患者	11	9	14	8	140	10.8
引用数 20位	Haber J, Kent RL. Cigarette smoking in a periodontal practice. J Periodontol 1992；63（2）：100-106. 歯周治療における喫煙	1	2	0	3	140	5.6

Smoking-attributable periodontitis in the United States: findings from NHANES III. National Health and Nutrition Examination Survey.

米国における喫煙による歯周病：
第3回米国全国健康・栄養調査からの知見

Tomar SL, Asma S.
（J Periodontol 2000；71（5）：743-751.）

[セッティング] その他（第3回米国全国健康・栄養調査）
[対象者] 18歳以上の有歯顎者
[サンプルサイズ] 12,329名
[エンドポイント（アウトカム）] ポケットデプス（PD）、アタッチメントレベル（AL）ともに4mm以上の部位が1ヵ所以上ある場合に歯周炎と診断
[介入方法]
1988～1994年に実施された第3回米国全国健康・栄養調査における喫煙に関する質問と、PD、ALの検査結果。
[主な結果と結論]
- 現在喫煙者は非喫煙者と比較して歯周病に約4倍罹患しやすく（オッズ比：3.97）、また過去喫煙者も非喫煙者と比較して1.68倍歯周病に罹患しやすかった。
- 現在喫煙者においては、喫煙本数が増加するほど、歯周病罹患のオッズ比も増加していた。
- 過去喫煙者においては、禁煙を始めてからの年数が増加するほど、歯周病罹患のオッズ比は低下していた。

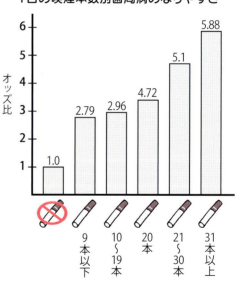

1日の喫煙本数別歯周病のなりやすさ

- 歯周病有病者の42％が現在吸っている喫煙が原因で、また11％が以前に吸っていた喫煙が原因で歯周病に罹患したと推定される。
- 現在喫煙者においては、歯周炎の74.8％が喫煙による歯周病であると推測された。

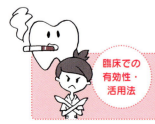

臨床での有効性・活用法：喫煙は歯周病のリスクファクターであるが、禁煙期間が長くなるほど歯周病の罹患のオッズ比は減少している。現在喫煙者でも禁煙により歯周病のリスクを減らすことができることを知っておく必要がある。

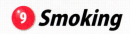

Evidence for cigarette smoking as a major risk factor for periodontitis.

喫煙が歯周炎における主なリスクファクターであるエビデンス

Haber J, Wattles J, Crowley M, Mandell R, Joshipura K, Kent RL.
(J Periodontol 1993 ; 64(1) : 16-23.)

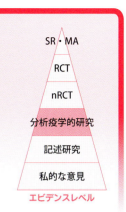

非喫煙者　喫煙者

プラークコントロールレベルに差がなくても歯周炎リスクは高い

[セッティング]大学病院
[対象者]19～40歳のインスリン依存性糖尿病患者と非糖尿病者
[サンプルサイズ]インスリン依存性糖尿病グループ132名、非糖尿病グループ95名
[エンドポイント(アウトカム)]ポケットデプス(PD)が5mm以上、かつアタッチメントレベル(AL)が2mm以上の部位が1ヵ所以上ある場合に歯周炎と診断
[介入方法]
　PD、AL、プラーク、プロービング時の出血、歯肉の発赤、排膿を1口腔内で6ヵ所測定。また面接により喫煙習慣について聞き取り調査を行った。
[主な結果と結論]
　非糖尿病者において、現在喫煙者は非喫煙者と比較して歯周炎の罹患率が有意に高く、PDが4mm以上の部位も有意に多かった。インスリン依存性糖尿病グループにおいても同様の傾向がみられた。また、喫煙者と非喫煙者の間でプラークの付着部位の比率に有意差は認められなかった。
　非糖尿病者において19～30歳のグループでは約51%が、31～40歳のグループでは32%が喫煙に関係した歯周炎に罹患していると推測された。

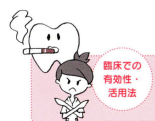

臨床での有効性・活用法
糖尿病の有無に関係なく、喫煙は歯周病のリスクファクターであることを知っておく必要がある。

Cigarette smoking as risk factor in chronic periodontal disease.

慢性歯周炎におけるリスクファクターとしての喫煙

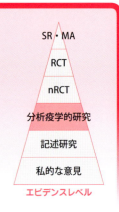

Bergström J.
(Community Dent Oral Epidemiol 1989；17（5）：245-247.)

[セッティング] 大学病院
[対象者] 1980～1982年に慢性歯周炎の治療で通院していた30歳、40歳、50歳の患者
[サンプルサイズ] 155名
[エンドポイント（アウトカム）] ポケットデプス（PD）が4mm以上の部位を歯周病の部位と設定した
[主な結果と結論]
　対象者の56％が喫煙していたが、1980～1981年に行われたストックホルム調査では34％が喫煙しており、この調査と比較して対象者の喫煙率は2.5倍だった。また、残存歯数に有意差は認められなかったが、喫煙者はPDが4mm以上の部位が有意に多かった。しかし、歯肉炎指数とプラーク指数では有意差は認められなかった。

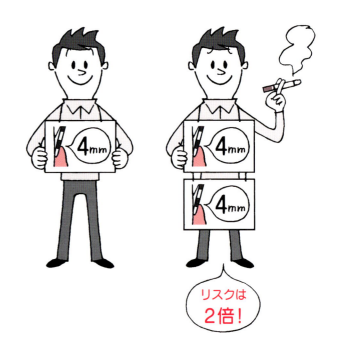

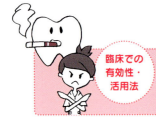

[臨床での有効性・活用法] 同じようなプラークコントロールや歯肉の炎症の程度であっても、喫煙者では非喫煙者に比べて深いポケットの数が多くなることを知っておく必要がある。

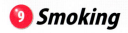

The effect of smoking on the response to periodontal therapy.

歯周治療における喫煙の影響

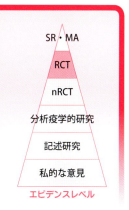

Ah MK, Johnson GK, Kaldahl WB, Patil KD, Kalkwarf KL.
（J Clin Periodontol 1994；21（2）：91-97.）

[セッティング]大学病院
[対象者]中等度から重度歯周炎患者
[サンプルサイズ]74名
[エンドポイント（アウトカム）]ポケットデプス（PD）、アタッチメントレベル（AL）、根分岐部の水平的なAL、歯肉退縮、縁下プラークの有無、プロービング時の出血の変化
[追跡率・期間]100%（6年）
[介入方法]
　中等度から重度歯周炎患者を対象に、スプリットマウスデザインにて非外科的歯周治療（スケーリング、ルートプレーニング）、歯周外科治療（Widman改良フラップ手術、フラップ手術）を行った。ベースライン時、4週後、10週後、その後は1年ごとに6年間再評価を行った。
[主な結果と結論]
　喫煙者は非喫煙者と比較して、PDとALの改善度が治療中・メインテナンス時ともに有意に低かった。またメインテナンス期間において、喫煙者は根分岐部の水平的なALの喪失が有意に高かった。この傾向は4つすべての治療法においてあてはまり、特に7mm以上の深いポケットにおいて観察された。

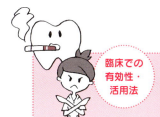

喫煙者は治療中だけでなく、メインテナンス期間中も喫煙の影響を受けることを知っておく必要がある。

骨内欠損に対するGTR法における歯周組織治癒への喫煙の影響 後ろ向き予備研究

　深い骨内欠損に対する組織再生誘導法（GTR法）の治癒について、喫煙が与える影響を後ろ向き研究にて評価した。51名の患者の計71ヵ所の骨内欠損に、テフロン膜を用いてGTR法を行った。20名の患者（骨内欠損32ヵ所）は1日に10本以上の喫煙をしており、対して31名の患者（骨内欠損39ヵ所）は喫煙をしていなかった。術前、膜除去時、1年後に臨床検査を行った。両グループとも口腔清掃状態は良好であったが、喫煙者のグループは全顎的に高いプラーク指数を示した。喫煙者と非喫煙者の間で、膜除去時の組織再生（％）に有意差は認められなかった。しかしながら、1年後に非喫煙者と比較して喫煙者のプロービングアタッチメントレベル（PAL）の回復量は有意に少なかった（喫煙者2.1mm±1.2mmに対して非喫煙者は5.2mm±1.0mm）。口腔清掃状態と骨内欠損の深さで補正をした多変量解析において、喫煙自体が臨床成績を決定する重要な要素であることがわかった。また、リスク評価において喫煙者は非喫煙者と比較してGTR法後のPALの改善量が少ないことから、喫煙者は高いリスクを有することがわかった。これらのことから、喫煙はGTR法の治癒反応の悪化に関与することが結論づけられた。

（Tonetti MS, et al. J Clin Periodontol 1995；22（3）：229-234.）

難治性歯周炎と多形核白血球食作用異常および喫煙との関連

　多形核白血球（PMN）の機能である食作用、走化性の異常が難治性の歯周炎と関係があるかどうか調べるために、全身的には健康な難治性歯周炎の患者31名と12名のコントロール群を検証した。10nMのN-ホルミルメチオニルロイシルフェニルアラニン（fMLP）を走化性因子として使用した場合、テスト群はコントロール群と比較して、走化性に異常はみられなかったが、食作用は有意に減少した（P＜0.001）。また、PMNによりオプソニン化された *Staphylococcus aureus* の付着と摂取の平均は、テスト群では7.1±1.7と1.4±0.5バクテリア/100PMN/分であったのに対して、コントロール群では11.0±2.4と3.1±0.6バクテリア/100PMN/分であった。口腔清掃状態と歯科医院への通院頻度は両群で高く、一方で環境要因に対する後ろ向き研究において患者の90％（31名中28名）は喫煙者であることがわかった。ミネソタ州の喫煙率が21％であることを考えると、テスト群の喫煙者の割合はとりわけ高い結果であった。これらのデータからPMNの異常と難治性歯周炎との間に強い関係があることが示唆され、さらに喫煙も関与していることが考えられた。

（MacFarlane GD, et al. J Periodontol 1992；63（11）：908-913.）

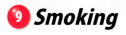

環境因子である喫煙が与える影響のメカニズム

目的：歯周炎に対して喫煙が与える影響のメカニズムをレビューする。
結果：喫煙は宿主反応に影響を与えるが、いくつかの研究が喫煙者と非喫煙者の微生物学的相違について言及している。喫煙は炎症と免疫反応の多くの重要な点において、長期的・慢性的な影響を与える。組織学的研究において、喫煙者の歯周組織の脈管構造に変化が観察された。喫煙により、顕著な好中球の増加が引き起こされるが、好中球の歯周組織の微小血管系への移動は阻害される。また好中球の拡散や、運動性、走化性、食作用の抑制が記述されている。好中球からのプロテアーゼの放出は、組織破壊の重要なメカニズムであるが、喫煙は細胞性免疫と体液性免疫の両方に影響を与えることがわかった。歯肉溝液の研究において、喫煙者ではサイトカイン、酵素、多形核細胞のレベルの減少が認められた。in Vitro の研究では、ニコチンとそれ以外のタバコの成分が、線維芽細胞の機能（遊走、歯根面への接着）に有害な影響を与え、また細胞傷害性もみられた。
結論：喫煙は全身への影響を与えるが、それにより歯周炎の罹患率が増加し、歯周治療への反応性が悪化する。

（Palmer RM, et al. J Clin Periodontol 2005；32 Suppl 6：180-195.）

喫煙と歯周組織の健康についての10年の後ろ向き研究

背景：今日まで、歯周組織への喫煙と禁煙の長期的影響について評価している研究は少ない。したがって、本研究では10年の追跡研究によって、長期の喫煙による歯周組織への影響を調査することを目的とした。
方法：職業音楽家を対象として1982年、1992年、2002年に調査を行った。1992年の調査では101名を対象とし、16名が10年間継続して喫煙をしており、28名が1982年の平均9年前に禁煙をしていた。40名は一度も喫煙をしたことがない非喫煙者であり、17名は喫煙習慣が変化、もしくはデータが不十分であった。臨床結果とエックス線写真の結果より歯周組織の状態を調べ、歯周炎部位の割合（ポケットデプス4mm以上の部位）、プロービング時の出血（BOP）の割合（％）、歯槽骨の高さ（％）を評価した。口腔清掃状態はプラーク指数（PI）にて評価を行った。
結果：10年間で、歯周炎部位の割合は喫煙者で増加し、過去喫煙者と非喫煙者で減少が認められた。年齢と1982年の歯周炎部位割合によって補正を行ったところ、10年間での変化は有意に喫煙と相関が認められた（P＜0.001）。喫煙者と非喫煙者、喫煙者と過去喫煙者の相違は、特に統計学的に有意であった（P＜0.001）。さらに、年齢による補正を行うと、喫煙量の増加とともに、10年での歯周炎部位の割合も有意に増加した（P＝0.01）。歯槽骨の高さという点において、喫煙者、過去喫煙者ともに10年で統計学的に有意な減少が認められた（P＜0.01、P＜0.05）が、非喫煙者ではみられなかった。年齢と1982年の歯槽骨高さで補正した場合、総体的な変化は有意に喫煙との相関が認められ（P＜0.01）、喫煙者と非喫煙者の間、喫煙者と過去喫煙者の間においても有意差がみられた（P＜0.05）。さらに、年齢で補正した場合、10年間の歯槽骨の減少量は喫煙量の増加とともに増えていた（P＜0.05）。BOPは、10年間の変化に有意差は認められなかった。また、PIは平均0.8と喫煙、非喫煙に関係なく低かった。

（Bergström J, et al. J Periodontol 2000；71(8)：1338-1347.）

歯科衛生士のためのペリオ・インプラント 重要12キーワード

⑩ Diabetes

糖尿病

糖尿病とは、インスリンの作用が十分でないため糖の代謝が十分に行えず血糖値が高くなっている状態のことである。糖尿病はさまざまな合併症を引き起こす疾患であるが、歯周病と糖尿病が相互に悪影響を及ぼすことが示されてきている。主に2型糖尿病（インスリンの分泌低下や、インスリンに対する反応性の低下により起こり、中高年以降に発症することが多い）は歯周病との関連が強く、近年は歯周治療による血糖コントロールの改善も報告されている。

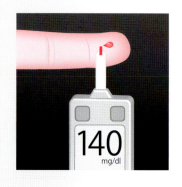

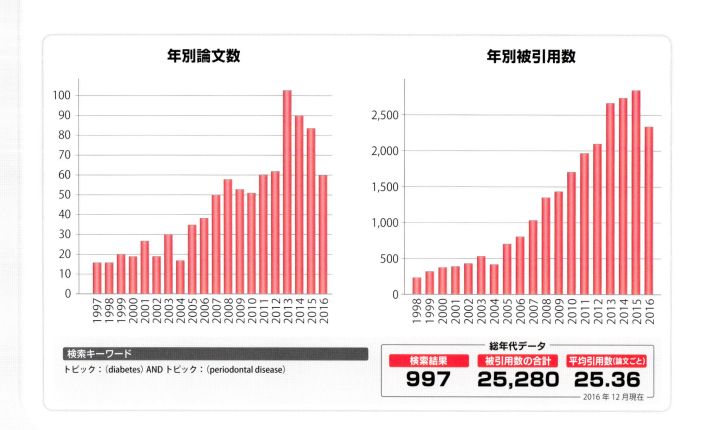

検索キーワード
トピック：(diabetes) AND トピック：(periodontal disease)

総年代データ
検索結果 997　被引用数の合計 25,280　平均引用数(論文ごと) 25.36

2016年12月現在

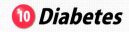

トムソン・ロイターが選んだベスト20論文

引用数順位	タイトル・和訳	2013年	2014年	2015年	2016年	合計引用数	平均引用数（1年ごと）
1位	Grossi SG, Zambon JJ, Ho AW, Koch G, Dunford RG, Machtei EE, Norderyd OM, Genco RJ. Assessment of risk for periodontal disease. I. Risk indicators for attachment loss. J Periodontol 1994；65（3）：260-267. 歯周病のリスク評価　1．アタッチメントロスのリスク指標	30	32	20	17	632	27.48
2位	Genco RJ. Current view of risk factors for periodontal diseases. J Periodontol 1996；67(10 Suppl)：1041-1049. 歯周病のリスク因子に対する現在の見解	19	14	16	9	330	15.71
3位	Mealey BL, Oates TW. Diabetes mellitus and periodontal diseases. J Periodontol 2006；77（8）：1289-1303. 糖尿病と歯周病（米国歯周病学会委託総説）	41	49	24	21	290	26.36
4位	Emrich LJ, Shlossman M, Genco RJ. Periodontal disease in non-insulin-dependent diabetes mellitus. J Periodontol 1991；62（2）：123-131. 2型糖尿病患者における歯周病	18	13	17	8	288	11.08
5位	Joshipura KJ, Rimm EB, Douglass CW, Trichopoulos D, Ascherio A, Willett WC. Poor oral health and coronary heart disease. J Dent Res 1996；75（9）：1631-1636. 口腔衛生不良と冠動脈心疾患	7	8	10	6	279	13.29
6位	Oliver RC, Brown LJ, Löe H. Periodontal diseases in the United States population. J Periodontol 1998；69（2）：269-278. アメリカ人における歯周疾患	23	16	11	14	247	13
7位	Grossi SG, Skrepcinski FB, DeCaro T, Robertson DC, Ho AW, Dunford RG, Genco RJ. Treatment of periodontal disease in diabetics reduces glycated hemoglobin. J Periodontol 1997；68（8）：713-719. 糖尿病患者に対する歯周治療は糖化ヘモグロビンを減少させる	16	16	9	14	246	12.3

歯科衛生士のためのペリオ・インプラント 重要12キーワード（関連性の高い論文の構造化抄録・和訳）

トムソン・ロイターが選んだベスト20論文

	タイトル・和訳	2013年	2014年	2015年	2016年	合計引用数	平均引用数（1年ごと）
引用数 8位	Genco RJ, Grossi SG, Ho A, Nishimura F, Murayama Y. A proposed model linking inflammation to obesity, diabetes, and periodontal infections. J Periodontol 2005；76(11 Suppl)：2075-2084. 炎症と肥満、糖尿病、歯周病の関係についての病因モデルの提案	32	30	18	22	235	19.58
引用数 9位	Taylor GW, Burt BA, Becker MP, Genco RJ, Shlossman M, Knowler WC, Pettitt DJ. Severe periodontitis and risk for poor glycemic control in patients with non-insulin-dependent diabetes mellitus. J Periodontol 1996；67(10 Suppl)：1085-1093. 重度歯周炎とインスリン非依存性糖尿病患者における血糖コントロールへのリスク	23	22	17	10	232	11.05
引用数 10位	Cianciola LJ, Park BH, Bruck E, Mosovich L, Genco RJ. Prevalence of periodontal disease in insulin-dependent diabetes mellitus（juvenile diabetes）. J Am Dent Assoc 1982；104(5)：653-660. インスリン依存性糖尿病（若年性糖尿病）患者における歯周疾患	11	4	4	1	230	6.57
引用数 11位	Slade GD, Offenbacher S, Beck JD, Heiss G, Pankow JS. Acute-phase inflammatory response to periodontal disease in the US population. J Dent Res 2000；79(1)：49-57. アメリカ人における急性期炎症反応と歯周疾患の関係	17	15	17	6	222	13.06
引用数 12位	Genco RJ, Ho AW, Grossi SG, Dunford RG, Tedesco LA. Relationship of stress, distress and inadequate coping behaviors to periodontal disease. J Periodontol 1999；70(7)：711-723. ストレス、苦痛および不適切な対処行動と歯周疾患との関係	11	13	9	7	206	11.44
引用数 13位	King GL. The role of inflammatory cytokines in diabetes and its complications. J Periodontol 2008；79(8 Suppl)：1527-1534. 糖尿病とその合併症における炎症性サイトカインの役割	30	32	35	28	203	22.56
引用数 14位	Al-Zahrani MS, Bissada NF, Borawskit EA. Obesity and periodontal disease in young, middle-aged, and older adults. J Periodontol 2003；74(5)：610-615. 年齢階層別に見た肥満と歯周疾患の関係	16	18	12	5	175	12.5

高被引用論文：♛のある論文は、「臨床医学」の分野において被引用件数が上位1％に入る論文であり、web of scienceの中でも特に良質の論文とされる。

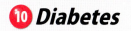

トムソン・ロイターが選んだベスト**20**論文

	タイトル・和訳	2013年	2014年	2015年	2016年	合計引用数	平均引用数（1年ごと）
引用数 **15**位	Tsai C, Hayes C, Taylor GW. Glycemic control of type 2 diabetes and severe periodontal disease in the US adult population. Community Dent Oral Epidemiol 2002；30（3）：182-192. アメリカの成人における2型糖尿病患者の血糖コントロールと重度歯周炎の関係	19	15	19	7	168	11.2
引用数 **16**位	Kinane DF, Hart TC. Genes and gene polymorphisms associated with periodontal disease. Crit Rev Oral Biol Med 2003；14（6）：430-449. 歯周疾患に関わる遺伝子および遺伝子多型	13	15	11	12	162	11.57
引用数 **17**位	Taylor GW, Borgnakke WS. Periodontal disease: associations with diabetes, glycemic control and complications. Oral Dis 2008；14（3）：191-203. 歯周病：糖尿病、血糖コントロール、合併症との関係	22	24	27	13	161	17.89
引用数 **18**位	Borrell LN, Papapanou PN. Analytical epidemiology of periodontitis. J Clin Periodontol 2005；32 Suppl 6：132-158. 歯周炎の分析的疫学	15	13	14	10	158	13.17
引用数 **19**位	Grossi SG, Skrepcinski FB, DeCaro T, Zambon JJ, Cummins D, Genco RJ. Response to periodontal therapy in diabetics and smokers. J Periodontol 1996；67(10 Suppl)：1094-1102. 糖尿病患者と喫煙者の歯周治療への反応性	5	5	3	3	158	7.52
引用数 **20**位	Arbes SJ Jr, Slade GD, Beck JD. Association between extent of periodontal attachment loss and self-reported history of heart attack: an analysis of NHANES III data. J Dent Res 1999；78(12)：1777-1782. アタッチメントロスと自己申告による心臓発作既往歴との関係：第3回米国全国健康・栄養調査 データの解析	2	10	10	2	155	8.61

Assessment of risk for periodontal disease. I. Risk indicators for attachment loss.

歯周病のリスク評価
1．アタッチメントロスのリスク指標

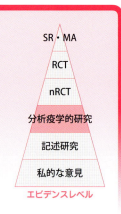

Grossi SG, Zambon JJ, Ho AW, Koch G, Dunford RG, Machtei EE, Norderyd OM, Genco RJ.
（J Periodontol 1994；65（3）：260-267.）

［セッティング］住民ケース
［対象者］ニューヨーク州エリー郡近辺に住む25～74歳の1,426名（女性741名、男性685名）
［サンプルサイズ］1,426名
［エンドポイント（アウトカム）］人種、学歴、収入などの社会経済的因子、喫煙などの環境因子、全身疾患などの宿主因子、細菌因子がアタッチメントロスのリスク因子となるか
［介入方法］
　医療面接（人種、学歴、収入、既往歴、口腔清掃習慣、喫煙習慣など）、歯周組織検査、歯肉縁下プラーク中の歯周病原細菌の探索を行い、アタッチメントロスとそれぞれの因子との相関を統計学的に検討した。
［主な結果と結論］
　年齢、喫煙、糖尿病、歯肉縁下プラーク中の *P. gingivalis*、*T. forsythensis* の存在がそれぞれアタッチメントロスに対してリスク因子となることが示された。

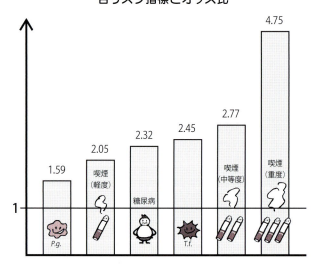

各リスク指標とオッズ比

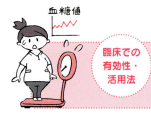

［臨床での有効性・活用法］歯周炎の進行を検討する際に口腔内診査のみならず喫煙習慣や糖尿病を含む全身疾患について問診を確実に行う必要がある。また、患者に対してそれらが歯周病のリスク因子となることを理解してもらう必要がある。

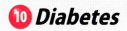

引用数 **3**位

Diabetes mellitus and periodontal diseases.

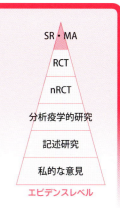

糖尿病と歯周病
（米国歯周病学会委託総説）

Mealey BL, Oates TW.
（J Periodontol 2006；77（8）：1289-1303.）

[セッティング]その他（文献レビュー）

[エンドポイント（アウトカム）]
①糖尿病は歯周病のリスクになりえるのか、また糖尿病のコントロール状態は両者の関係性に影響を与えるか
②歯周病は糖尿病の病態生理やコントロールに影響を与えるか
③糖尿病と歯周病の相互関係のメカニズムは何か
④糖尿病と歯周病を併発している患者の歯周病治療への反応はどのようなものか

[介入方法]
糖尿病と歯周病の関係に関する文献を網羅的に検索。

[主な結果と結論]
糖尿病は歯周病のリスクとなる。糖尿病患者の血糖コントロールに対する歯周病の影響については議論の余地があるが、歯周病による炎症状態は肥満と同様のメカニズムでインスリン抵抗性を増加させ、糖尿病患者の血糖コントロールを悪化させる可能性がある。

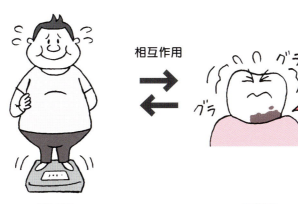

糖尿病　　　　　　　歯周病

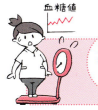

臨床での有効性・活用法　糖尿病が歯周病のリスクになるだけでなく、歯周病は糖尿病を悪化させるため、糖尿病を悪化させないためにも歯周病の治療の重要性を患者に理解してもらう必要がある。

歯科衛生士のためのペリオ・インプラント 重要12キーワード（関連性の高い論文の構造化抄録・和訳）

引用数 **4**位

Periodontal disease in non-insulin-dependent diabetes mellitus.

2型糖尿病患者における歯周病

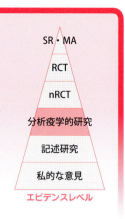

Emrich LJ, Shlossman M, Genco RJ.
（J Periodontol 1991；62（2）：123-131.）

[セッティング]住民ケース
[対象者]ピマ族ネイティブアメリカン
[サンプルサイズ]1,342名
[エンドポイント（アウトカム）]糖尿病の状態とアタッチメントロス、歯槽骨吸収の程度の相関
[介入方法]
　ピマ族ネイティブアメリカン（2型糖尿病罹患率が非常に高い集団）1,342名に対し、問診、糖尿病検査（ブドウ糖負荷試験）、口腔内診査としてエックス線診査、DMFT、ポケットデプス、プロービングアタッチメントレベル、歯石指数、プラーク指数、歯肉炎歯数の測定を行った。
[主な結果と結論]
　統計学的な解析の結果、糖尿病の状態、年齢、歯肉縁下の歯石の有無のみが有意に歯周病への罹患とその進行度に影響を与えることがわかった。特に糖尿病の影響は大きく、2型糖尿病患者のアタッチメントロスに対するオッズ比は2.81（95%信頼区間：1.91-4.13）、歯槽骨吸収に対するオッズ比は3.43（95%信頼区間：2.28-5.16）であることがわかった。

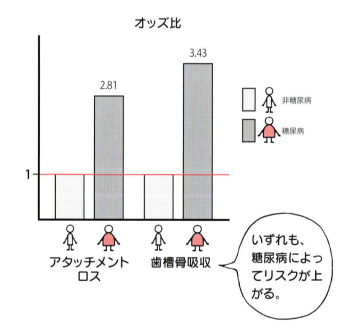

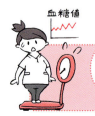

臨床での有効性・活用法：2型糖尿病患者では健常者と比較して歯周病の罹患や進行のリスクが約3倍高いことが示されており、糖尿病患者に対してはより厳密なプラークコントロールを含む積極的な歯周治療が求められる。

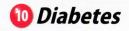

Treatment of periodontal disease in diabetics reduces glycated hemoglobin.

糖尿病患者に対する歯周治療は糖化ヘモグロビンを減少させる

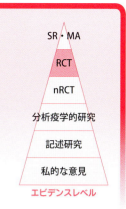

Grossi SG, Skrepcinski FB, DeCaro T, Robertson DC, Ho AW, Dunford RG, Genco RJ.
(J Periodontol 1997;68(8):713-719.)

[セッティング] 住民ケース
[対象者] ピマ族ネイティブアメリカン
[サンプルサイズ] 113名
[エンドポイント（アウトカム）] 糖尿病患者において、抗菌療法を併用した歯周治療はポケットデプス（PD）、アタッチメントレベル（AL）、血清グルコース、ヘモグロビンA1c（HbA1c）を改善させるか
[追跡率・期間] 100%（6ヵ月）
[介入方法]

　糖尿病と重度歯周炎に罹患している被験者を、歯周治療として超音波スケーラーによるスケーリングルートプレーニングと加えて①水によるイリゲーション＋ドキシサイクリン100mgの全身投与、②0.12%クロルヘキシジン（CHX）によるイリゲーション＋ドキシサイクリン100mgの全身投与、③0.05%ポビドンヨードによるイリゲーション＋ドキシサイクリン100mgの全身投与、④0.12% CHXによるイリゲーション＋プラセボ（偽薬）、⑤水によるイリゲーション＋プラセボ（コントロール）を行う5群にランダムに割りつけし、術後3ヵ月、6ヵ月のPD、AL、歯肉縁下プラーク中のP.g.菌量、空腹時血糖、HbA1cを調査した。

[主な結果と結論]

　術後、5群すべてにおいて歯周病の臨床パラメータおよびP.g.陽性率の改善がみられた。抗菌薬（ドキシサイクリン）の全身投与を併用した3群では、術後3ヵ月のHbA1cの有意な改善を認めた。効果的な歯周治療および歯周病原性細菌への感染のコントロールは、糖尿病のコントロールにも重要である可能性が示唆された。

糖尿病患者の歯周治療

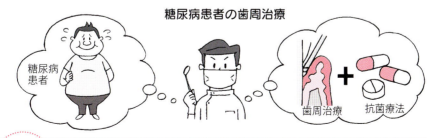

臨床での有効性・活用法：歯周治療は糖尿病患者の血糖値の改善に対して効果がある。また、糖尿病になっている歯周炎患者の歯周治療には、抗菌療法を併用すると歯周治療の効果がアップする可能性がある。

歯周病のリスク因子に対する現在の見解

　歯周病は感染症であり、歯肉縁下に形成されている特定の病原性細菌叢が歯周病のさまざまな病態に関わっている。形成されたコロニーの中で、少なくとも Porphyromonas gingivalis と Actinobacillus actinomycetemcomitans という2種の細菌は歯周組織に侵入し、病原性を発揮する。歯周病の発症と進行はリスク因子と呼ばれる局所的・全身因子によって修飾されることは明らかである。局所的リスク因子には、実際のポケット底より深くプロービングされてしまうような歯肉の炎症状態や、不良補綴物によるプラークリテンションファクターが含まれる。また、大規模な疫学研究の結果を多因子解析というリスク因子となりえる因子同士の交絡や相関を補正するような統計手法を用いて解析することで、全身的なリスク因子についても検討が進められている。全身的リスク因子として我々が重要だと考えているのは、糖尿病（特にコントロール不良な患者）と喫煙である。これら2つのリスク因子は歯周病の発症と進行に顕著に影響し、また同時に糖尿病と喫煙をコントロールすることは、慢性歯周炎の予防と治療という観点において重要な要素となる。若年者においては、好中球の数や機能を低下させる全身疾患も歯周病の重要なリスク因子となる。好中球の機能障害を起こすような疾患には、局所性の侵襲性歯周炎を引き起こす「なまけもの白血球症候群」や、周期性好中球減少症、先天性好中球減少症が含まれる。他にもいくつかの重要な歯周炎のリスク指標が近年の研究によって示されている。例えば、ストレスや対処行動、エストロゲンの減少による骨粗鬆症などが挙げられる。加えて、性別（男性の方が歯周炎罹患率が高い）、年齢（年齢が上がるほど罹患率が高い）や遺伝的な要素も歯周病と関係することがいわれている。歯周病のリスク因子に関する研究は急速に発展している分野ではあるが、まだ不明なことも多い。しかしながら、少なくとも2つの重要なリスク因子である喫煙と糖尿病に関しては、注意を払いながら歯周治療を進める必要がある。

（Genco RJ. J Periodontol 1996；67（10 Suppl）：1041-1049.）

炎症と肥満、糖尿病、歯周病の関係についての病因モデルの提案

背景：肥満は糖尿病、心血管疾患、歯周病の重要なリスク因子である。脂肪細胞が分泌する炎症促進性のサイトカインが、これらの疾患の発症や進展に関係すると考えられている。我々は肥満、歯周病、糖尿病によるインスリン抵抗性の関係性、さらに血清中の Tumor Necrosis Factor Alpha（TNF-α）および、TNF-αの可溶性レセプターである sTNF-αの解析を行うことで、全身の炎症状態と肥満・糖尿病・歯周病の関係について検討した。
方法：歯周病、肥満、インスリン抵抗性の関連については、第3回米国全国健康・栄養調査（NHANES III）において検討した。12,367名の糖尿病に罹患していない被験者について、肥満は Body Mass Index（BMI）、歯周病は平均臨床的アタッチメントロスをそれぞれ用いて評価した。血清中の TNF-α と sTNF-αについてはニューヨーク州エリー郡に住む、BMIが全体の上位25%、下位25%に入る1,221名の被験者において検討し、歯周病の評価と全身的な評価も行った。
結果：NHANES III研究では、BMIは歯周病の重症度に正の相関を持つことがわかった（P＜0.001）。ロジスティック回帰分析の結果、肥満（BMI≧27kg/m²）でありかつインスリン抵抗性（IR）が高い被験者は、肥満だが IR が低い被験者と比べて重度歯周炎に対するオッズ比が1.48（95%信頼区間1.13-1.93）であったことから、BMIと歯周病の関係はインスリン抵抗性を介したものであることが示された。エリー郡における研究により、BMI上位25%群では TNF-α と sTNF-αの値が高いことがわかった。BMI下位25%群においてのみ、TNF-α値と歯周病の間に正の相関があることが示された。
結論：肥満は歯周病の重要な予測因子であり、両者の関係性はインスリン抵抗性を介したものであると考えられる。さらに肥満の被験者では血清 TNF-α、sTNF-αが高値を示しており、このことは全身の炎症が亢進した状態は歯周病のリスクとなるだけでなく、インスリン抵抗性の増加にも寄与する可能性を示している。脂肪細胞による炎症促進性サイトカインの産生が肥満と糖尿病、肥満と歯周炎をそれぞれ関連させるような因子になるという仮説を証明するためには、インスリン抵抗性と肥満、歯周病との関係性についてさらなる分子生物学的な検討を行う必要がある。

（Genco RJ, et al. J Periodontol 2005；76（11 Suppl）：2075-2084.）

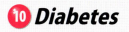

重度歯周炎とインスリン非依存性糖尿病患者における血糖コントロールへのリスク

　本研究ではインスリン非依存性糖尿病（Non-Insulin-Dependent Diabetes Mellitus: NIDDM）患者における重度歯周炎は、血糖コントロール悪化のリスクを増大させるという仮説を検討した。

　18～67歳の有歯顎者を対象とした Gila River ネイティブアメリカンにおける縦断研究の結果を解析した。①ベースライン時にNIDDMの診断を受けている（ブドウ糖負荷試験2時間値が200mg/dl 以上）、②ベースライン時のHbA1cが9％以下、③2年後追跡時に残存歯がある、という条件をすべて満たす者を被験者とした。健康診断と歯科検診は2年ごとに行った。重度歯周炎の診断は以下の2種類の指標から行った。①ベースライン時に1歯以上の対象歯に6mm以上のアタッチメントロスがある、②ベースライン時に1歯以上で50％以上の骨吸収を認める。

　被験者のうち、1回目の追跡時（2年後）では80名において、2回目の追跡時（4年後）では9名において歯周組織のアタッチメントロスの臨床データを得ることができた。エックス線写真における歯槽骨の評価については、88名は少なくとも1回目の追跡データを、17名は2回目の追跡データを得ることができた。HbA1cが9％以上の者は血糖コントロール不良とした。被験者を増やすために、ベースライン時から1回目の追跡時での変化と1回目の追跡時から2回目の追跡時での変化を同様に評価した。観察の非独立性を補正するために、一般化推定方式（Generalized Estimating Equation: GEE）を用いた回帰分析を行った。ベースライン時の重度歯周炎は追跡時の血糖コントロールの悪化リスクの増加に相関があった。GEEモデルによる解析の結果、他にも①ベースライン時の年齢、②ベースライン時の血糖コントロール、③ベースライン時のNIDDMの重症度、④NIDDMへの罹患期間、⑤ベースライン時の喫煙状態、が血糖コントロールの悪化に対して統計的有意に相関があることがわかった。この結果により血糖コントロールにおいて重度歯周炎はリスク因子と考えられること、さらに内科医はNIDDMを治療するうえで重度歯周炎についても注意を払うべきことが示唆された。

（Taylor GW, et al. J Periodontol 1996；67（10 Suppl）：1085-1093.）

歯周病：糖尿病、血糖コントロール、合併症との関係

目的：歯周病に対する糖尿病の影響および、血糖コントロールや糖尿病の合併症へ歯周病が与える影響に関するエビデンスをレビューすること。

研究デザイン：MEDLINEにて以下にあてはまる英語の原著論文を検索した。(a) 糖尿病と歯周病の関連についての2000年以降の研究、(b) 血糖コントロールや糖尿病の合併症に与える歯周病の影響に関する1960年以降の研究。

結果：糖尿病が歯周病に与える影響についての研究では、レビューを行った17本のうち13本の観察研究において、糖尿病患者では歯周病への罹患率や重症度、進行度が重篤であるという結果であった。一方で、歯周治療が血糖コントロールを改善するという結果がすべての研究で得られたわけではないが、治療介入を行った縦断研究により歯周病への感染は血糖コントロールへ悪影響を及ぼすことが示された。加えて、観察研究の結果から歯周病は糖尿病合併症のリスクを高めることが示唆されるとともに、現在それに反論する報告はまだない。

結論：本稿でレビューした論文より、糖尿病は歯周病に対して悪影響を与えるとともに、歯周病への感染も血糖コントロールや糖尿病の合併症へ悪影響を与えることが示唆された。歯周治療が血糖コントロールの改善、さらには糖尿病合併症のマネージメントへ寄与することをより明白なものとするためには、厳格にデザインされたさらなる研究が必要である。

（Taylor GW, et al. Oral Dis 2008；14（3）：191-203.）

歯科衛生士のためのペリオ・インプラント 重要12キーワード

11 Peri-implant mucositis
インプラント周囲粘膜炎

インプラント周囲粘膜の発赤・腫脹・出血といった症状が見られる。インプラント周囲の骨吸収は起きていない。定期的なメインテナンスを受けないでプラークコントロールが悪い状態でいると、インプラントの周りにプラークが停滞し、細菌が増殖することで発生する。インプラント周囲粘膜炎は歯肉炎と同様にプラークを除去すれば治療が可能である。痛みや違和感などの症状がでないため、放置すると進行し、インプラント周囲炎を引き起こす。

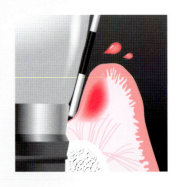

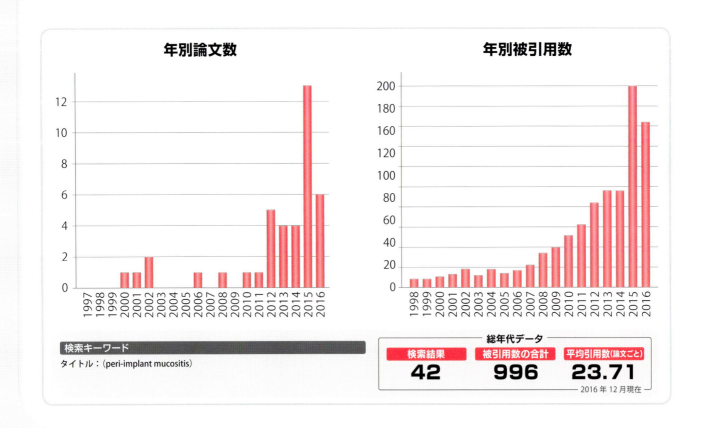

検索キーワード
タイトル：(peri-implant mucositis)

総年代データ
検索結果 42
被引用数の合計 996
平均引用数（論文ごと） 23.71
2016年12月現在

11 Peri-implant mucositis

トムソン・ロイターが選んだベスト20論文

引用数	タイトル・和訳	2013年	2014年	2015年	2016年	合計引用数	平均引用数（1年ごと）
1位	Pontoriero R, Tonelli MP, Carnevale G, Mombelli A, Nyman SR, Lang NP. Experimentally induced peri-implant mucositis. A clinical study in humans. Clin Oral Implants Res 1994；5（4）：254-259. 実験的に誘発したインプラント周囲粘膜炎　ヒトにおける臨床研究	16	18	23	8	202	8.78
2位	Bollen CM, Papaioanno W, Van Eldere J, Schepers E, Quirynen M, van Steenberghe D. The influence of abutment surface roughness on plaque accumulation and peri-implant mucositis. Clin Oral Implants Res 1996；7（3）：201-211. プラーク堆積とインプラント周囲粘膜炎に対するアバットメントの表面粗さの影響	20	12	17	21	200	9.52
3位	Renvert S, Roos-Jansåker AM, Claffey N. Non-surgical treatment of peri-implant mucositis and peri-implantitis: a literature review. J Clin Periodontol 2008；35（8 Suppl）：305-315. インプラント周囲粘膜炎とインプラント周囲炎における非外科治療の文献展望	23	23	21	26	161	17.89
4位	Zitzmann NU, Berglundh T, Marinello CP, Lindhe J. Experimental peri-implant mucositis in man. J Clin Periodontol 2001；28（6）：517-523. ヒトにおける実験的なインプラント周囲粘膜炎	11	9	23	8	96	6
5位	Porras R, Anderson GB, Caffesse R, Narendran S, Trejo PM. Clinical response to 2 different therapeutic regimens to treat peri-implant mucositis. J Periodontol 2002；73（10）：1118-1125. インプラント周囲粘膜炎への2つの異なる治療法に対する臨床反応	2	2	10	3	50	3.33
6位	Salvi GE, Aglietta M, Eick S, Sculean A, Lang NP, Ramseier CA. Reversibility of experimental peri-implant mucositis compared with experimental gingivitis in humans. Clin Oral Implants Res 2012；23（2）：182-190. ヒトにおける実験的歯肉炎と比較した実験的インプラント周囲粘膜炎の可逆性	7	8	16	10	41	8.2
7位	Heitz-Mayfield LJ, Salvi GE, Botticelli D, Mombelli A, Faddy M, Lang NP. Anti-infective treatment of peri-implant mucositis: a randomised controlled clinical trial. Clin Oral Implants Res 2011；22（3）：237-241. インプラント周囲粘膜炎に対する抗菌療法：ランダム化比較臨床試験	6	6	11	7	36	6

歯科衛生士のためのペリオ・インプラント 重要12キーワード（関連性の高い論文の構造化抄録・和訳）

トムソン・ロイターが選んだベスト20論文

	タイトル・和訳	2013年	2014年	2015年	2016年	合計引用数	平均引用数（1年ごと）
引用数 8位	Hallström H, Persson GR, Lindgren S, Olofsson M, Renvert S. Systemic antibiotics and debridement of peri-implant mucositis. A randomized clinical trial. J Clin Periodontol 2012；39（6）：574-581. インプラント周囲粘膜炎に対する抗菌薬の全身投与とデブライドメントのランダム化臨床試験	3	5	7	9	24	4.8
引用数 9位	Trejo PM, , Bonaventura G, Weng D, Caffesse RG, Bragger U, Lang NP. Effect of mechanical and antiseptic therapy on peri-implant mucositis: an experimental study in monkeys. Clin Oral Implants Res. 2006；17（3）：294-304. インプラント周囲粘膜炎に対する機械的および消毒的治療の効果：サルにおける実験的研究	2	3	3	3	23	2.09
引用数 10位	Schwarz F, Iglhaut G, Becker J. Quality assessment of reporting of animal studies on pathogenesis and treatment of peri-implant mucositis and peri-implantitis. A systematic review using the ARRIVE guidelines. J Clin Periodontol 2012；39 Suppl 12：63-72. インプラント周囲粘膜炎およびインプラント周囲炎の病因および治療に関する動物研究報告の評価 ARRIVEのガイドラインを用いたシステマティックレビュー	1	5	7	8	22	4.4
引用数 11位	Thöne-Mühling M, Swierkot K, Nonnenmacher C, Mutters R, Flores-de-Jacoby L, Mengel R. Comparison of two full-mouth approaches in the treatment of peri-implant mucositis: a pilot study. Clin Oral Implants Res. 2010；21（5）：504-512. インプラント周囲粘膜炎の治療における2つの全顎的アプローチの比較：パイロット研究	3	3	6	6	21	3
引用数 12位	Figuero E, Graziani F, Sanz I, Herrera D, Sanz M. Management of peri-implant mucositis and peri-implantitis. Periodontol 2000 2014；66（1）：255-273. インプラント周囲粘膜炎とインプラント周囲炎のマネジメント	0	1	3	7	11	3.67
引用数 13位	Ji YJ, Tang ZH, Wang R, Cao J, Cao CF, Jin LJ. Effect of glycine powder air-polishing as an adjunct in the treatment of peri-implant mucositis: a pilot clinical trial. Clin Oral Implants Res. 2014；25（6）：683-689. インプラント周囲粘膜炎の治療における補助剤としてのグリシン粉末によるエアー研磨の効果：パイロット臨床試験	0	0	11	0	11	3.67
引用数 14位	Renvert S, Polyzois I, Persson GR. Treatment modalities for peri-implant mucositis and peri-implantitis. Am J Dent 2013；26（6）：313-318. インプラント周囲粘膜炎とインプラント周囲炎の治療動態	0	1	5	4	10	2.5

11 Peri-implant mucositis

トムソン・ロイターが選んだベスト20論文

順位	タイトル・和訳	2013年	2014年	2015年	2016年	合計引用数	平均引用数（1年ごと）
引用数 15位	Renvert S, Polyzois IN. Clinical approaches to treat peri-implant mucositis and peri-implantitis. Periodontol 2000 2015；68（1）：369-404. インプラント周囲粘膜炎とインプラント周囲炎への治療の臨床的アプローチ	0	0	2	7	9	4.5
引用数 16位	Jepsen S, Berglundh T, Genco R, Aass AM, Demirel K, Derks J, Figuero E, Giovannoli JL, Goldstein M, Lambert F, Ortiz-Vigon A, Polyzois I, Salvi GE, Schwarz F, Serino G, Tomasi C, Zitzmann NU. Primary prevention of peri-implantitis: managing peri-implant mucositis. J Clin Periodontol 2015；42 Suppl 16：S152-157. インプラント周囲炎の一次予防：インプラント周囲粘膜炎の管理について	0	0	1	8	9	4.5
引用数 17位	McKenna DF, Borzabadi-Farahani A, Lynch E. The effect of subgingival ozone and/or hydrogen peroxide on the development of peri-implant mucositis: a double-blind randomized controlled trial. Int J Oral Maxillofac Implants. 2013 Nov-Dec；28（6）：1483-1489. インプラント周囲粘膜炎の発症に及ぼす歯肉縁下におけるオゾンおよび過酸化水素の影響：ランダム化二重盲検比較試験	0	0	3	6	9	2.25
引用数 18位	De Siena F, Francetti L, Corbella S, Taschieri S, Del Fabbro M. Topical application of 1 % chlorhexidine gel versus 0.2% mouthwash in the treatment of peri-implant mucositis. An observational study. Int J Dent Hyg. 2013；11（1）：41-47. インプラント周囲粘膜炎の治療における1％クロルヘキシジンゲルと0.2％含嗽薬の局所適用の比較　観察研究	0	0	6	3	9	2.25
引用数 19位	Heuer W, Kettenring A, Stumpp SN, Eberhard J, Gellermann E, Winkel A, Stiesch M. Metagenomic analysis of the peri-implant and periodontal microflora in patients with clinical signs of gingivitis or mucositis. Clin Oral Investig. 2012；16（3）：843-850. 歯肉炎またはインプラント周囲粘膜炎の臨床徴候を有する患者におけるインプラント周囲および歯周細菌叢のメタゲノム解析	2	1	4	1	9	1.8
引用数 20位	Schwarz F, Mihatovic I, Golubovic V, Eick S, Iglhaut T, Becker J. Experimental peri-implant mucositis at different implant surfaces. J Clin Periodontol 2014；41（5）：513-520. 異なるインプラント表面における実験的なインプラント周囲粘膜炎の研究	0	0	5	3	8	2.67

歯科衛生士のためのペリオ・インプラント 重要12キーワード（関連性の高い論文の構造化抄録・和訳）

引用数 **1位**

Experimentally induced peri-implant mucositis. A clinical study in humans.

実験的に誘発したインプラント周囲粘膜炎 ヒトにおける臨床研究

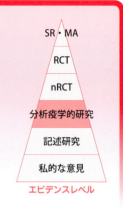

Pontoriero R, Tonelli MP, Carnevale G, Mombelli A, Nyman SR, Lang NP.
（Clin Oral Implants Res 1994；5（4）：254-259.）

[セッティング]一般病院
[対象者]36〜59歳の中等度から重度歯周炎患者で、歯周治療を終えた欠損歯列のある患者
[サンプルサイズ]20名
[エンドポイント（アウトカム）]
プラーク指数（PI）、歯肉炎指数（GI）、歯肉溝出血値、プロービングポケットデプス（PPD）、歯肉退縮、粘膜縁上・粘膜縁下プラークサンプルを位相差顕微鏡にて分析
[追跡率・期間]100%（6ヵ月）
[介入方法]
　36〜59歳の中等度から重度歯周炎の治療を受けた部分欠損のある患者にインプラントを埋入して3ヵ月の治癒を待ち、ヒーリングアバットメントを装着した。その2ヵ月後をベースラインとした。ベースラインから3ヵ月と6ヵ月後に評価した。その後、口腔清掃指導を行わず、インプラントと隣接歯の清掃を行わず、3週間後に再評価を行った。
[主な結果と結論]
　口腔清掃が不十分であると、歯とインプラントどちらもPI、GI、歯肉溝出血値、PPD、歯肉退縮の値が上昇したが、2群間に有意差はみられなかった。またプラークからの細菌も同様の量で検出された。実験的なモデルから、インプラント周囲粘膜炎は歯肉炎の成り立ちと同じように起きることがわかった。

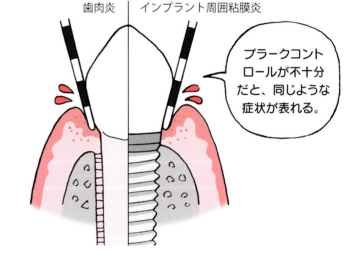

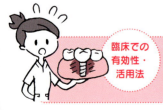

臨床での有効性・活用法 インプラントも歯と同様にプラークコントロールが不十分であると、歯肉炎のようにインプラント周囲粘膜炎となるので口腔清掃指導とセルフコントロールの徹底が必要となる。

11 Peri-implant mucositis

The influence of abutment surface roughness on plaque accumulation and peri-implant mucositis.

プラーク堆積とインプラント周囲粘膜炎に対する
アバットメントの表面粗さの影響

Bollen CM, Papaioanno W, Van Eldere J, Schepers E, Quirynen M, van Steenberghe D.
（Clin Oral Implants Res 1996；7（3）：201-211.）

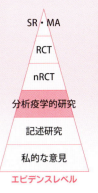

[セッティング] 大学病院
[対象者] 5名の上下総義歯患者と1名の残存歯4本の患者（44～71歳）
[サンプルサイズ] 6名
[エンドポイント（アウトカム）] 臨床的歯周病パラメータ（歯肉退縮、ポケットデプス：PD、アタッチメントレベル、プロービング時の出血：BOP、ペリオテスト値）の変化
[追跡率・期間] 100％（12ヵ月）
[介入方法]
　機械加工された粗い表面性状（R(a)=0.21μm）の純粋なチタン製アバットメントと、研磨して滑らかな表面性状（R(a)=0.06μm）を有するセラミック製アバットメントを設置。3ヵ月後評価し、歯肉縁上と縁下のプラークサンプルを採取した。12ヵ月後に再評価し、再度サンプリングした。

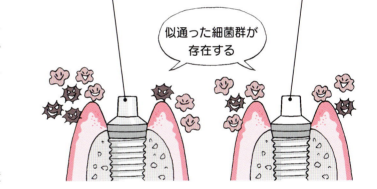

[主な結果と結論]
　3ヵ月後では、スピロヘータと運動性細菌が、チタン製アバットメント周囲しか検出されなかった。しかし12ヵ月後には、両方のアバットメントの縁上と縁下で等しい割合でどちらの細菌も検出された。表面性状の粗いチタン製アバットメントの歯肉縁下細菌叢では、グラム陰性菌の割合が高かった。滑らかなセラミック製アバットメントでは、PDが3～12ヵ月間にやや増加し、BOPは多かったものの、表面性状が閾値R(a)=0.2μm以下となっても、歯肉縁上・縁下の細菌構成に大きな影響を与えないことを示した。

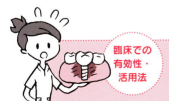

インプラントの表面性状によらず口腔内では細菌は付着し、歯肉縁上と縁下にある細菌群は似通っており、徹底したプラークコントロールが必要となる。

歯科衛生士のためのペリオ・インプラント 重要12キーワード（関連性の高い論文の構造化抄録・和訳）

引用数 3位

Non-surgical treatment of peri-implant mucositis and peri-implantitis: a literature review.

インプラント周囲粘膜炎とインプラント周囲炎における非外科治療の文献展望

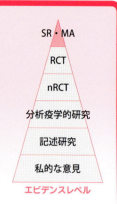

Renvert S, Roos-Jansåker AM, Claffey N.
（J Clin Periodontol. 2008；35（8 Suppl）：305-315.）

[セッティング]その他（文献レビュー）
[対象者]文献レビュー
[サンプルサイズ]文献437編より24編を抽出
[エンドポイント（アウトカム）]インプラント周囲粘膜炎とインプラント周囲炎における非外科治療の関連
[介入方法]
　2007年11月までに出版されたインプラント周囲粘膜炎とインプラント周囲炎における非外科治療に関わる文献を電子検索し、その後に査読者がハンドサーチを行った。

[主な結果と結論]
　24論文がレビューの対象となった。機械的な非外科治療はインプラント周囲粘膜炎の治療に有効であるが、インプラント周囲炎には有効ではなかった。抗菌薬でのうがいや全身投与は補助効果を示すことがわかったが、クロルヘキシジンの局所投与は有効ではなかった。インプラント周囲炎に対するレーザー療法はわずかな有効性が示されているが、さらなる研究が必要である。加えてインプラント周囲粘膜炎とインプラント周囲炎の非外科的治療を評価するランダム化比較試験が必要である。

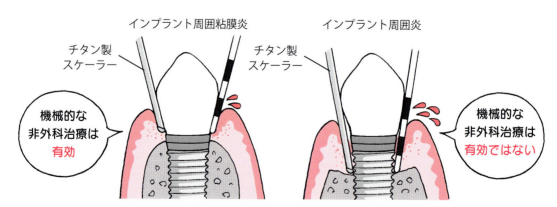

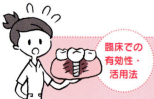

[臨床での有効性・活用法] インプラント周囲粘膜炎には非外科治療は効果的であるが、インプラント周囲炎には効果的でないので、外科治療が必要である可能性がある。

11 Peri-implant mucositis

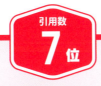

Anti-infective treatment of peri-implant mucositis: a randomised controlled clinical trial.

インプラント周囲粘膜炎に対する抗菌療法：
ランダム化比較臨床試験

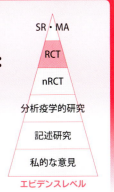

Heitz-Mayfield LJ, Salvi GE, Botticelli D, Mombelli A, Faddy M, Lang NP.
（Clin Oral Implants Res 2011；22（3）：237-241.）

[セッティング]多国多施設
[対象者]スイス、オーストリア、イタリアの4ヵ所の大学病院患者
[サンプルサイズ]インプラント周囲粘膜炎に罹患している29名
[エンドポイント（アウトカム）]非外科治療後のポケットデプス（PD）、プロービング時の出血（BOP）、排膿、プラークの残存の変化
[追跡率・期間]100％（3ヵ月）
[介入方法]
　インプラント周囲粘膜炎に対して非外科の機械的デブライドメントを行い、ベースラインとした。そこから4週間、テスト群（15名）にはクロルヘキシジンゲルを塗布し、コントロール群（14名）にはプラセボのゲルを塗布した。1ヵ月後と3ヵ月後に再評価を行った。

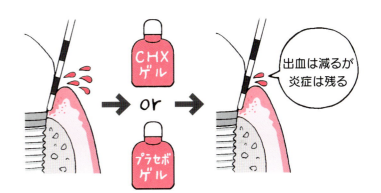

[主な結果と結論]
　1ヵ月後、3ヵ月後では、両群ともBOPの場所とPDが有意に減少した。しかしテスト群とコントロール群では有意差はなかった。
　非外科治療はインプラント周囲粘膜炎に効果的であるが、必ずしも炎症を完全になくすことはできない。またクロルヘキシジンゲルの局所投与は非外科治療の効果を高めることはできない。粘膜上に補綴物のマージンを有するインプラントは、粘膜下にマージンを有するものと比較してより大きな治療効果を示した。

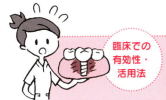

臨床での有効性・活用法　インプラント周囲粘膜炎に対し非外科治療を行うと炎症は改善するが、完全に出血をなくすことは難しいと考えるべきであり、炎症の早期の発見と予防が重要になる。

ヒトにおける実験的なインプラント周囲粘膜炎

目的：本研究はヒトでの歯肉およびインプラント周囲粘膜（PiM）の、新しいプラークの堆積に対する反応を調査することである。

材料と方法：部分欠損のある12名の患者を対象とした。本研究に先立ち3週間のプラークコントロールのプログラムを行った。0日目と2日目にすべての患者において1歯から1ヵ所、インプラントから1ヵ所、生検のため軟組織を採取した。プラークが溜まった3週後（21日目）、さらに2ヵ所生検をそれぞれの患者の歯肉とPiMから採取した。軟組織のサンプルは、それぞれ4×4mmのサイズにて、すぐに凍結し免疫組織学分析の準備を行った。

結果：0日目の生検における浸潤物のサイズは、歯肉とPiMどちらにおいても、約$0.03mm^2$であった。21日目には、病変のサイズは両群とも有意に増加し歯肉では$0.26mm^2$、PiMでは$0.14mm^2$となった。0日目に採取した生検においては、歯肉とPiMにおいてさまざまな細胞の総量の割合が似通っていた。3週の間にほぼすべての細胞の分画が増加したが、それぞれの細胞のタイプの有意な変化はPiMよりも歯肉の方が大きかった。歯肉ではCD3/CD19比は0日目と21日目の間で減少したが、PiMでは増加した。

結論：本研究により、プラークの堆積が歯肉とPiMでT細胞とB細胞の割合が増加して起きる炎症反応を引き起こすことが明らかとなった。しかし統計的に有意差はなく、歯肉における宿主の反応がインプラント周囲粘膜炎よりも著しい傾向にあった。

（Zitzmann NU, et al. J Clin Periodontol 2001；28(6)：517-523.）

インプラント周囲粘膜炎への2つの異なる治療法に対する臨床反応

背景：インプラントのメインテナンスは必然である。なぜならインプラントは天然歯のように、細菌性プラークの堆積や歯石の形成により感染しやすく、インプラント周囲粘膜炎やインプラント歯周炎への発展へのリスクがあるからである。

方法：本研究は、改変プラーク指数、改変出血指数、臨床的アタッチメントレベル（CAL）、ポケットデプス（PD）を用い、1ヵ月と3ヵ月でのインプラント周囲粘膜炎に対するクロルヘキシジンによる治療の臨床効果を調べることにある。DNAプローブを通じて、粘膜病変での微生物細菌叢に対するクロルヘキシジンの効果も評価した。被験者は34〜76歳の男女16名である。被験者はベースラインの評価後、予防治療を受け、ランダムにテスト群とコントロール群に割りあてられた。テスト群では殺菌性の治療を受けた。内容は機械的歯面清掃と口腔清掃指導を行い、0.12%クロルヘキシジンをプラスチックシリンジにて局所に洗浄したうえで、0.12%クロルヘキシジンのゲルを局所に塗布した。コントロール群では機械的歯面清掃と口腔清掃指導のみを行った。

結果：両群とも治療後の変化は効果的でありインプラント周囲粘膜炎やPDは減少し、CALが改善した。これは治療後の1ヵ月と3ヵ月において機械的歯面清掃のみでも十分にインプラント周囲粘膜炎が減少し、治療できる可能性があることを示している。機械的デブライドメントにクロルヘキシジンを加えても、機械的デブライドメントのみと比べて効果を高めなかった。

結論：機械的デブライドメントと、機械的デブライドメントとクロルヘキシジンの併用はインプラント周囲粘膜炎の患者に対して効果的である。どちらの治療法でも、プラーク、炎症、PDの減少だけでなく、臨床的アタッチメントレベルゲインをもたらし、インプラント周囲粘膜炎に頻繁に関連する病原性バクテリアを減少または根絶させることに効果的である。

（Porras R, et al. J Periodontol 2002；73(10)：1118-1125.）

ヒトにおける実験的歯肉炎と比較した実験的インプラント周囲粘膜炎の可逆性

目的：ヒトにおける実験的に作成した歯肉炎・インプラント周囲粘膜炎の発生と、それらに関する一連の治癒の過程での歯とチタン性インプラント周囲に起こる臨床的、細菌学的、また宿主由来の変化を調べることである。

材料と方法：健康または歯周病の治療が行われた状態で歯科用インプラント補綴がされている15名で、下顎にプラークを3週間堆積した。その後、3週間良好なプラークコントロールの状態を管理した。0日、7日、14日、21日、28日、35日、42日目にて、歯とインプラント周囲のプラークの堆積の「ある」「なし」を評価し（プラーク指数：PI）、歯肉と粘膜の状態を評価した（歯肉炎指数：GI）。歯肉縁下・インプラント周囲粘膜下のプラークサンプルと歯肉溝・インプラント周囲粘膜溝液（CF）サンプルはそれぞれの実験部位周囲（2つのあらかじめ決められた場所）から採取した。CFサンプルはマトリックスメタロプロテイナーゼ-8（MMP-8）とインターロイキン-1ベータ（IL-1β）にて分析した。微生物のサンプルはDNA-DNAハイブリダイゼーションを用いて40種の分析を行った。

結果：3週間のプラーク堆積の期間中、PIとGIの中央値はインプラントと歯において有意に増加した。インプラントは歯と比較してGIの中央値は大きく増加した。6週間を超える実験期間では、MMP-8のCFレベルは、歯に比べインプラントが統計学的に有意に高かった（P＜0.05）。IL-1βのCFレベルは歯とインプラントでは統計学的に有意差は出なかった（P＞0.05）。どの期間中でもトータルDNA量は、インプラントと歯で差がみられなかった。インプラントと歯では推定上の歯周病の病原体の検出頻度に差はなかった。

結論：インプラント周囲の軟組織は、歯肉炎と比べ実験的なプラークの蓄積に対してより強い炎症反応となった。実験上の歯肉炎とインプラント周囲粘膜炎はバイオマーカーでみると可逆的であった。しかし臨床的には、プラークコントロールを再開し3週間たっても実験前の歯肉やインプラント周囲粘膜の健康なレベルには到達せず、より長期の治癒期間が必要であることを示している。

(Salvi GE, et al. Clin Oral Implants Res 2012；23(2)：182-190.)

インプラント周囲粘膜炎に対する抗菌薬の全身投与とデブライドメントのランダム化臨床試験

背景：このランダム化臨床試験（RCT）では、インプラント周囲粘膜炎に対する非外科治療を、抗菌薬の全身投与の有無で比較した。

材料と方法：被験者は48名で、アジスロマイシンの4日間全身投与の有無で分けて、非外科のデブライドメントを行い、6ヵ月間追跡した。DNA-DNAハイブリダイゼーションを用いて微生物サンプルを分析した。

結果：5名の被験者は追跡期間中に抗菌薬の投薬を受けたため除外した。ベースライン、1ヵ月、3ヵ月目では、どのグループも差はなかった。統計学的分析は6ヵ月において、プロービングポケットデプス（PPD）の差は示さなかった（平均の差 PPD：0.5mm、標準偏差：±0.4mm、95％信頼区間：-0.2,1.3、p値＝0.16）。ベースラインと6ヵ月の間でインプラントの出血の平均割合はテスト群では82.6％から27.3％、コントロール群では80.0％から47.5％へと減少した。本研究を通じて、微生物の量に差はみられなかった。

結論：両グループ間に短期間での差はみられなかった。6ヵ月でみられた臨床的な改善は口腔清掃状態の改善によるものかもしれない。本研究はインプラント周囲粘膜炎の治療において抗菌薬の全身投与にエビデンスはないことを示している。

(Hallström H, et al. J Clin Periodontol 2012；39(6)：574-581.)

歯科衛生士のためのペリオ・インプラント 重要12キーワード

12 Supportive periodontal therapy

サポーティブ・ペリオドンタル・セラピー

歯周基本治療、歯周外科治療、口腔機能回復治療を含む一連の歯周治療後、再評価検査において一部に病変の進行が休止しているとみなされる4mm以上の歯周ポケット、根分岐部病変、歯の動揺が認められる病状安定となった歯周組織を維持するための治療である。モチベーションの維持やセルフコントロールの確認、必要に応じてPMTC、スケーリング・ルートプレーニング、咬合調整、ポケット内洗浄などを行う。略して「SPT」とも言う。

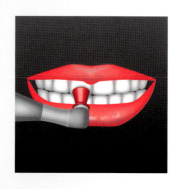

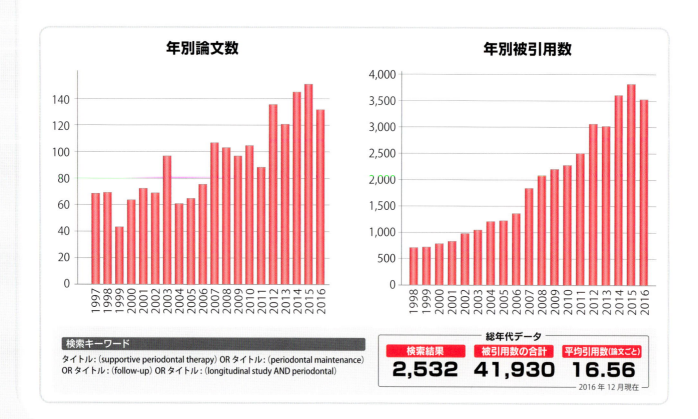

検索キーワード
タイトル：(supportive periodontal therapy) OR タイトル：(periodontal maintenance) OR タイトル：(follow-up) OR タイトル：(longitudinal study AND periodontal)

総年代データ
検索結果 2,532　被引用数の合計 41,930　平均引用数(論文ごと) 16.56
2016年12月現在

12 Supportive periodontal therapy

トムソン・ロイターが選んだベスト20論文

順位	タイトル・和訳	2013年	2014年	2015年	2016年	合計引用数	平均引用数（1年ごと）
引用数 1位	Lindquist LW, Carlsson GE, Jemt T. A prospective 15-year follow-up study of mandibular fixed prostheses supported by osseointegrated implants. Clinical results and marginal bone loss. Clin Oral Implants Res 1996；7（4）：329-336. インプラント支持型固定義歯の15年間の前向き追跡研究　臨床成績と辺縁の骨吸収	18	24	21	20	389	18.52
引用数 2位	Axelsson P, Lindhe J. The significance of maintenance care in the treatment of periodontal disease. J Clin Periodontol 1981；8（4）：281-294. 歯周病治療におけるメインテナンスの重要性	6	15	11	13	330	9.17
引用数 3位	Nair PN, Sjögren U, Krey G, Kahnberg KE, Sundqvist G. Intraradicular bacteria and fungi in root-filled, asymptomatic human teeth with therapy-resistant periapical lesions: a long-term light and electron microscopic follow-up study. J Endod 1990；16(12)：580-588. 治療困難な根尖病変を有する無症状の根管充填歯の根管内の細菌：長期間の光学・電子顕微鏡による追跡研究	9	15	11	12	288	10.67
引用数 4位	Axelsson P, Nyström B, Lindhe J. The long-term effect of a plaque control program on tooth mortality, caries and periodontal disease in adults. Results after 30 years of maintenance. J Clin Periodontol 2004；31(9)：749-757. 歯の喪失、う蝕および歯周疾患に対するプラークコントロールの長期的な効果　メインテナンス30年の成績	27	29	27	33	265	20.38
引用数 5位	Lindhe J, Nyman S. Long-term maintenance of patients treated for advanced periodontal disease. J Clin Periodontol 1984；11(8)：504-514. 重度歯周炎患者の治療後の長期メインテナンス	7	10	11	14	261	7.91
引用数 6位	Roos-Jansåker AM, Lindahl C, Renvert H, Renvert S. Nine-to fourteen-year follow-up of implant treatment. Part II: presence of peri-implant lesions. J Clin Periodontol 2006；33(4)：290-295. インプラント治療の9～14年経過　Part 2．インプラント周囲炎の存在	33	27	39	23	250	22.73
引用数 7位	Axelsson P, Lindhe J, Nyström B. On the prevention of caries and periodontal disease. Results of a 15-year longitudinal study in adults. J Clin Periodontol 1991；18(3)：182-189. う蝕と歯周疾患の予防について　成人における15年経過研究の結果	10	7	8	6	229	8.81

歯科衛生士のためのペリオ・インプラント 重要12キーワード（関連性の高い論文の構造化抄録・和訳）

トムソン・ロイターが選んだベスト20論文

	タイトル・和訳	2013年	2014年	2015年	2016年	合計引用数	平均引用数（1年ごと）
引用数 8位	Silverman S Jr, Gorsky M, Lozada-Nur F. A prospective follow-up study of 570 patients with oral lichen planus: persistence, remission, and malignant association. Oral Surg Oral Med Oral Pathol 1985；60(1)：30-34. 口腔白板症患者570名の前向き追跡研究：持続性、緩解、悪性化の関係	5	6	3	3	217	6.78
引用数 9位	Randow K, Ericsson I, Nilner K, Petersson A, Glantz PO. Immediate functional loading of Brånemark dental implants. An 18-month clinical follow-up study. Clin Oral Implants Res 1999；10(1)：8-15. ブローネマルクインプラントの即時荷重 18ヵ月の追跡研究	7	8	4	2	209	11.61
引用数 10位	Ramfjord SP, Knowles JW, Nissle RR, Shick RA, Burgett FG. Longitudinal study of periodontal therapy. J Periodontol 1973；44(2)：66-77. 歯周治療の長期研究	3	2	3	2	193	4.39
引用数 11位	Wennerberg A, Ektessabi A, Albrektsson T, Johansson C, Andersson B. A 1-year follow-up of implants of differing surface roughness placed in rabbit bone. Int J Oral Maxillofac Implants 1997；12(4)：486-494. ウサギの骨に埋入した表面粗さの異なるインプラントの1年間の追跡	9	3	12	7	187	9.35
引用数 12位	Nyman S, Lindhe J. A longitudinal study of combined periodontal and prosthetic treatment of patients with advanced periodontal disease. J Periodontol 1979；50(4)：163-169. 重度歯周炎患者における歯周補綴治療の長期研究	6	2	0	1	185	4.87
引用数 13位	Simion M, Jovanovic SA, Tinti C, Benfenati SP. Long-term evaluation of osseointegrated implants inserted at the time or after vertical ridge augmentation. A retrospective study on 123 implants with 1-5 year follow-up. Clin Oral Implants Res 2001；12(1)：35-45. 垂直的顎堤増大術と同時または術後に埋入したオッセオインテグレーテッドインプラントの長期評価 インプラント123本の1〜5年の後ろ向き研究	16	25	14	9	183	11.44
引用数 14位	Pindborg JJ, Jolst O, Renstrup G, Roed-Petersen B. Studies in oral leukoplakia: a preliminary report on the period pervalence of malignant transformation in leukoplakia based on a follow-up study of 248 patients. J Am Dent Assoc 1968；76(4)：767-771. 口腔白板症についての研究：患者248名の追跡研究に基づいた、白板症の悪性腫瘍化に関する一次報告	4	1	2	2	176	3.59

12 Supportive periodontal therapy

トムソン・ロイターが選んだベスト20論文

順位	タイトル・和訳	2013年	2014年	2015年	2016年	合計引用数	平均引用数（1年ごと）
引用数 15位	Roos-Jansåker AM, Lindahl C, Renvert H, Renvert S. Nine-to fourteen-year follow-up of implant treatment. Part I: implant loss and associations to various factors. J Clin Periodontol 2006 ; 33(4): 283-289. 9～14年経過インプラント治療 Part 1：インプラント喪失とさまざまな要素との関連性	15	24	31	13	171	15.55
引用数 16位	Ericsson I, Nilson H, Lindh T, Nilner K, Randow K. Immediate functional loading of Brånemark single tooth implants. An 18 months' clinical pilot follow-up study. Clin Oral Implants Res 2000 ; 11(1): 26-33. ブローネマルク単独インプラントの即時荷重 18ヵ月経過パイロット臨床研究	6	9	6	5	169	9.94
引用数 17位	Jemt T, Pettersson P. A 3-year follow-up study on single implant treatment. J Dent 1993 ; 21(4): 203-208. 単独インプラント治療における3年経過研究	9	7	7	7	163	6.79
引用数 18位	Jung RE, Zembic A, Pjetursson BE, Zwahlen M, Thoma DS. Systematic review of the survival rate and the incidence of biological, technical, and aesthetic complications of single crowns on implants reported in longitudinal studies with a mean follow-up of 5 years. Clin Oral Implants Res 2012 ; 23 Suppl 6: 2-21. 平均5年経過の長期研究における単冠インプラントの生存率および生物学的、手技的、審美的合併症の発生率のシステマティックレビュー	3	34	70	51	159	31.8
引用数 19位	Sailer I, Fehér A, Filser F, Lüthy H, Gauckler LJ, Schärer P, Franz Hämmerle CH. Prospective clinical study of zirconia posterior fixed partial dentures: 3-year follow-up. Quintessence Int 2006 ; 37(9): 685-693. 臼歯部ジルコニアブリッジの後ろ向き臨床研究：3年間の追跡	19	19	20	13	159	14.45
引用数 20位	Belser UC, Grütter L, Vailati F, Bornstein MM, Weber HP, Buser D. Outcome evaluation of early placed maxillary anterior single-tooth implants using objective esthetic criteria: a cross-sectional, retrospective study in 45 patients with a 2-to 4-year follow-up using pink and white esthetic scores. J Periodontol 2009 ; 80(1): 140-151. 客観的審美基準を用いた早期埋入した上顎前歯単独インプラントの治療成績評価：ピンク、ホワイトエステティックスコアを用いて患者45名を2～4年追跡した横断後ろ向き研究	25	33	36	29	158	19.75

高被引用論文：👑のある論文は、「臨床医学」の分野において被引用件数が上位1％に入る論文であり、web of science の中でも特に良質の論文とされる。

A prospective 15-year follow-up study of mandibular fixed prostheses supported by osseointegrated implants. Clinical results and marginal bone loss.

インプラント支持型固定義歯の15年間の前向き追跡研究 臨床成績と辺縁の骨吸収

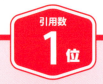

Lindquist LW, Carlsson GE, Jemt T.
(Clin Oral Implants Res 1996；7（4）：329-336.)

[セッティング] 大学病院
[対象者] 65歳未満の無歯顎患者47名（女性33名、男性14名）
[サンプルサイズ] 47名
[エンドポイント（アウトカム）] インプラント支持型固定義歯のフィクスチャー周囲の衛生状態・粘膜状態に関する検査項目、咬合力、喫煙状況およびインプラント辺縁の骨吸収量
[追跡率・期間] 96%（12～15年）

[介入方法]
対象者の下顎にインプラント支持型固定義歯（6本または5本支持）を装着。12～15年の臨床所見およびエックス線所見を記録し追跡調査した。

[主な結果と結論]
下顎インプラント支持型義歯の、義歯の機能やインプラントの安定性に関しての成功率は高い。辺縁の骨吸収は、喫煙や口腔衛生状態が関連している。

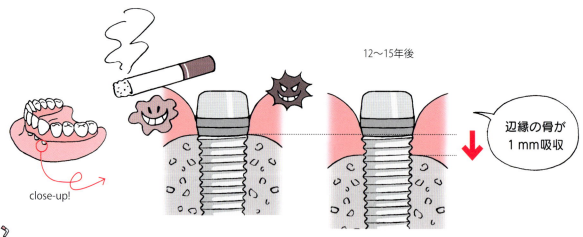

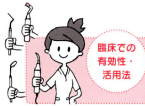

インプラント支持型義歯の長期的な安定を保つためにも、禁煙支援や口腔清掃指導が重要である。

12 Supportive periodontal therapy

引用数 **2**位

The significance of maintenance care in the treatment of periodontal disease.

歯周病治療におけるメインテナンスの重要性

Axelsson P, Lindhe J.
（J Clin Periodontol.1981；8（4）：281-294.）

[セッティング]多施設
[対象者]1972年に専門的な治療を受けた重度歯周炎の患者90名（女性48名・男性42名、平均年齢52歳）
[サンプルサイズ]90名
[エンドポイント（アウトカム）]
- 歯周外科を含む専門的な歯周治療を受けた患者へのメインテナンスプログラムの有効性の評価
- メインテナンスを開業医で行った際の歯周組織の状態変化の観察（プラーク染色、歯肉炎指数、ポケットデプス、アタッチメントレベル：AL）

[追跡率・期間]85.6%（72ヵ月）
[介入方法]
　歯周外科手術を含む治療を行った2ヵ月後に再評価を行い、この時点をベースラインとした。3分の1の患者は開業医にてメインテナンスを行い、残り3分の2は大学病院でメインテナンスプログラムを行った。大学病院でのプログラムでは、2〜3ヵ月ごとにリコールし、TBIやスケーリング・ルートプレーニング（SRP）を周到に行った。そしてベースラインから3年後、6年後に再評価を行った。

[主な結果と結論]
　メインテナンスプログラムを全うした患者は6年後もALが変化せず、良好な口腔衛生状態を保つことができた。一方不定期のメインテナンスでは歯周炎の再発がみられた。

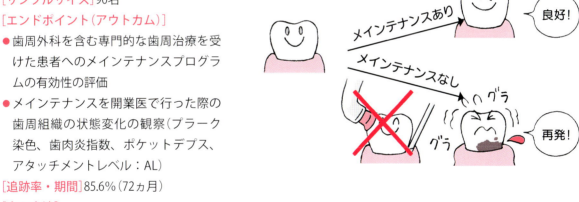

臨床での有効性・活用法：積極的な歯周治療を行い改善した状態を維持するためには、SRPも含めたメインテナンスを定期的（2〜3ヵ月毎）に行うことが重要である。

The long-term effect of a plaque control program on tooth mortality, caries and periodontal disease in adults. Results after 30 years of maintenance.

歯の喪失、う蝕および歯周疾患に対するプラークコントロールの長期的な効果 メインテナンス30年の成績

Axelsson P, Nyström B, Lindhe J.
（J Clin Periodontol 2004；31（9）：749-757.）

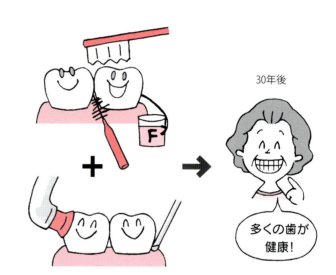

[セッティング]大学病院
[対象者]1971年秋から1972年春にかけて、専門的なプラークコントロールに基づく予防プログラムの長期的な効果を評価するためにリクルートされた者
[サンプルサイズ]375名
[エンドポイント（アウトカム）]プラーク、う蝕、歯肉炎、プロービングポケットデプス、プロービングアタッチメントレベル、地域歯周疾患指数、歯数
[追跡率・期間]68.5％（30年）
[介入方法]

　最初の2年は2ヵ月に1回、3～6年の間は3ヵ月に1回、自己診断・セルフケアに関する教育を行った。正しいプラークコントロールの方法、歯磨きや補助器具の指導やフッ化物配合洗口、歯磨剤を用いた歯科衛生士によるPMTCも行った。そして3、6、15、30年後に再評価した。

[主な結果と結論]

　1972年時点で51～65歳のグループより、徹底的なプラークコントロールを行った2002年時点で51～65歳のグループの方が大臼歯の残存が多かった。30年間で合計前歯29本、小臼歯58本、大臼歯86本が抜歯となった。そのうち108本が歯根破折、12本が歯根吸収、12本がう蝕、8本が外傷、9本が歯周炎の悪化、24本が根尖病変により抜歯となった。

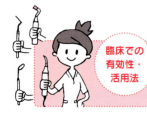

徹底的なプラークコントロールはう蝕や歯周炎の発症を予防でき、長期的には歯の保存に大きく貢献する。

12 Supportive periodontal therapy

Long-term maintenance of patients treated for advanced periodontal disease.

重度歯周炎患者の治療後の長期メインテナンス

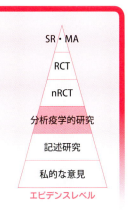

Lindhe J, Nyman S.
(J Clin Periodontol 1984；11（8）：504-514.）

[セッティング]大学病院
[対象者]1969年に重度歯周炎の治療を行った26～71歳の患者
[サンプルサイズ]61名
[エンドポイント（アウトカム）]プラーク指数（PI）、歯肉炎指数（GI）、ポケットデプス（PD）、臨床的アタッチメントレベル（CAL）、隣接面の歯槽骨の高さ、喪失歯数
[追跡率・期間]60.8%（14年）
[介入方法]
　歯周外科治療を含む積極的な治療を行った後、3～6ヵ月に1回のメインテナンスケアプログラムを行った。そのプログラムには縁下デブライドメント、PTC、口腔清掃の強化を含む。初診時、メインテナンス移行時、そして年に1回PI、GI、PD、CALを計測した。また定期的に全顎エックス線写真撮影を行い、隣接面の歯槽骨の高さを評価した。
[主な結果と結論]
　PIとGIは治療開始後から良好な状態を維持した。またPD、CAL、歯槽骨の高さも術後14年間で安定していた。

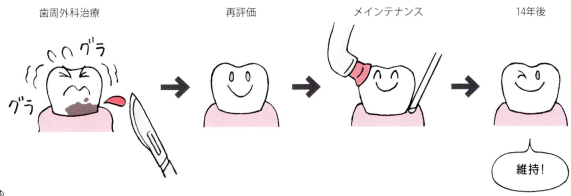

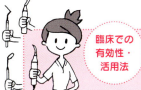

[臨床での有効性・活用法] 積極的な治療により改善した歯周ポケットは、適切なメインテナンスでプロフェッショナルケアを行い、セルフケアを高めることで、長期に維持できる。

インプラント治療の9～14年経過
Part 2．インプラント周囲炎の存在

目的：本研究の目的は、9～14年間機能しているインプラントにおける、インプラント周囲炎の割合を分析することである。

材料と方法：1988～1992年の間に、294名の患者がクリスチャンスタード郡でインプラント治療を受けた。それぞれ上部構造の作製1年後、5年後に専門の診療所で検診を行った。2000～2002年の間に、218名の患者の999例のインプラントを臨床的かつエックス線写真で検査した。

結果：48％のインプラントでポケットデプスは4mm以上を有し、プロービング時の出血（BOP）が陽性であった。（インプラント周囲粘膜炎）。20.4％のインプラントでは、骨レベルはインプラントのショルダー部より3.1mm根尖側に位置していた。観察期間中における進行性の骨量減少（1.8mm以上）は7.7％のインプラントに認められた。患者の16％、インプラントの6.6％で、1年前のデータ（骨欠損の最深部がスレッド3つ分より根尖側に位置する、すなわち最短でもインプラントのショルダー部より3.1mm根尖側）と比較して骨量減少が1.8mm以上かつBOPおよび/または排膿が認められ、インプラント周囲炎と診断された。

結論：系統だったサポーティブ・ペリオドンタル・セラピーを行わず10年間経過すると、チタン製インプラントの周囲にインプラント周囲炎が臨床的に多く見られた。

（Roos-Jansåker AM, et al. J Clin Periodontol 2006；33（4）：290-295.）

う蝕と歯周疾患の予防について
成人における15年経過研究の結果

　1971～1972年に、375名の被験者に対し、う蝕および歯周病の発生率について、プラークコントロールとフッ化物の局所応用に基づく予防プログラムの効果を評価する臨床試験を行った。ベースライン検査の後、被験者は、スケーリング・ルートプレーニング、および従来のう蝕治療を受けた。その後6年間、2～3ヵ月毎に1度定期健診を行った。しかし、6年間のフォローアップ検査の後、定期健診の間隔を延長した。つまり、次の9年間では、約95％の被験者は1年に1、2回だけ定期健診を行った。しかしながら、最初の6年間で新たなう蝕が発症した、もしくはさらなるアタッチメントロスを生じた約15名の群は、その後の9年間においても口腔衛生管理および予防のために年間3～6回の定期健診が行われた。

　1987年に行われた再検査では、15年間にわたって参加した317名の被験者は、う蝕の発生率が低く、歯周組織の喪失はほとんどなかったことが明らかになった。改善されたセルフケアによる口腔衛生、フッ化物配合歯磨剤の毎日の使用および、定期的に繰り返される専門家による歯面清掃が、歯科疾患の再発を効果的に予防することが示唆された。

（Axelsson P, et al. J Clin Periodontol 1991；18（3）：182-189.）

Supportive periodontal therapy

歯周治療の長期研究

　定期的なメインテナンスに加え、歯周治療において一般的なアプローチであるキュレッタージと外科的なポケット除去を、1〜10年の期間にわたって104名の患者に行った。

　治療開始時の年齢は13〜64歳、平均年齢39.7歳(標準偏差：13.54)であり、女性は50名、男性は54名であった。すべての歯の遠心頬側面の平均ポケットデプス(PD)は4.04mm(標準偏差：1.766)、近心頬側面は3.93mm(標準偏差：1.717)であった。同じ部位での平均アタッチメントロスはそれぞれ3.53mm(標準偏差：2.140)および3.14mm(標準偏差：2.011)であった。104名の患者の計2,604歯に対し治療を行い、患者1人あたり平均約25歯であった。これらのプロービングアタッチメントレベルの変化やPDを1年に1回、mm単位で評価を行った。

　その結果、以下のことが示唆された。
① 短期間の観察(1〜3年)では、キュレッタージによってアタッチメントがわずかに増加をもたらした一方で、外科的なポケット除去ではわずかな喪失が認められた。
② 治療終了後3〜5年では、両群ともに、有意に大きいアタッチメントロスが生じた。
③ 長期間(4〜7年)のアタッチメントロスは、2つの群間で有意差は認められなかった。
④ キュレッタージした群よりも外科的にポケット除去した群の方がポケットの減少はより大きく、より安定した。
⑤ ポケット減少の程度は、アタッチメントレベルの変化と直接関係していなかった。

(Ramfjord SP, et al. J Periodontol 1973；44(2)：66-77.)

平均5年経過の長期研究における単冠インプラントの生存率および生物学的、手技的、審美的合併症の発生率のシステマティックレビュー

目的：インプラント支持型シングルクラウン(SCs)の5年生存率を評価し、生物学的、手技的および審美的合併症の発生率を記述することである。議論の的となっていたのは、「インプラント支持型シングルクラウンおよびインプラント支持型クラウンの平均5年予後の生存率はどれくらいか、また生物学的、手技的、審美的合併症がどの程度生じるか？」ということであった。

方法：2006〜2011年のMEDLINEの中で、少なくとも5年以上のフォローアップのあるインプラント支持型SCsに焦点をあてた臨床研究を検索した。さらにハンドサーチも行い2008年Jungらに報告されたシステマティックレビューから24編の研究も含め、網羅的に検索を行った。生存率および合併症発症率は、5年および10年の比率の概要推定値を得るために、ランダム効果ポアソン回帰モデルを使用して分析した。

結果：タイトル検索で得られた1,083編と2008年Jungらに報告されたシステマティックレビューの中から46編の研究が選択され、データ抽出された。メタアナリシスに基づいて、5年後のインプラント支持型SCsの生存率は97.2%(95%信頼区間：96.3-97.9%)であり、10年後には95.2%(95%信頼区間：91.8-97.2%)であった。インプラント支持型SCsの生存率は、5年以上では96.3%(95%信頼区間：94.2-97.6%)であり、10年以上では89.4%(95%信頼区間：82.8-93.6%)であった。生物学的合併症については、5年間の軟組織の累積合併症発生率は7.1%(95%信頼区間：4.4-11.3%)であり、2mmを超える骨吸収をともなうインプラントの累積合併症発生率は5.2%(95%信頼区間：3.1-8.6%)であった。手技的合併症は、スクリューの緩みは8.8%(95%信頼区間：5.1-15.0%)の累積発生率に達し、維持力喪失については4.1%(95%信頼区間：2.2〜7.5%)、前装部材料の破折は3.5%(95%信頼区間：2.4〜5.2%)であった。累積5年間の審美的合併症の発生率は、7.1%(95%信頼区間：3.6-13.6%)であった。

結論：メタアナリシスの結果は、5年、10年後のインプラントとそのSCsのどちらも、高い生存率を示した。しかしながら、手技的、生物学的、審美的合併症がしばしば発生した。

(Jung RE, et al. Clin Oral Implants Res 2012；23 Suppl 6：2-21.)

Q&Aで深める歯科衛生士臨床

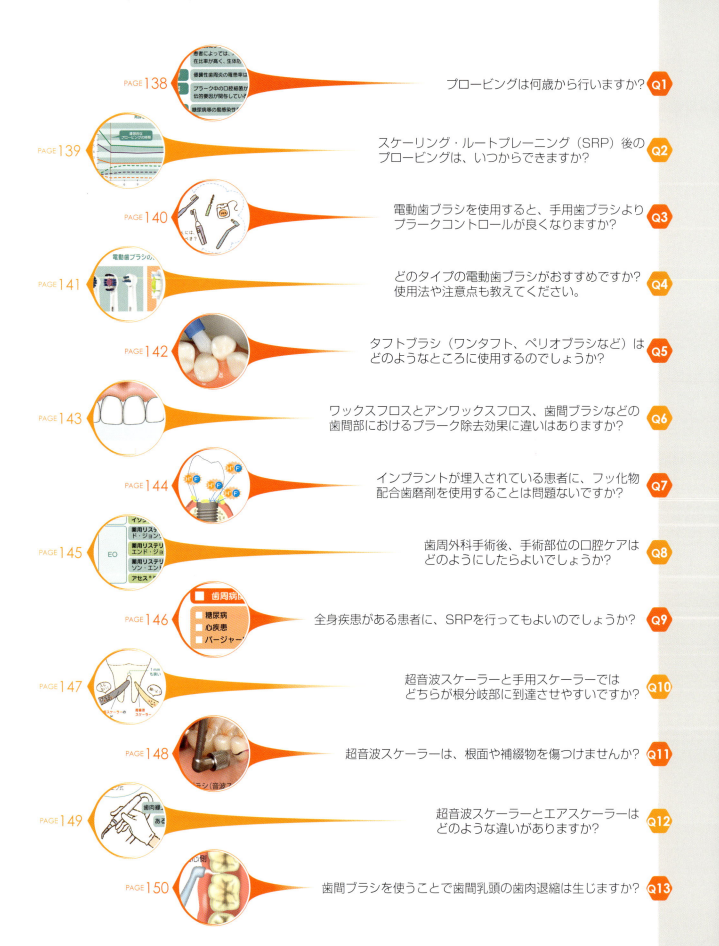

- PAGE 138 — Q1 プロービングは何歳から行いますか？
- PAGE 139 — Q2 スケーリング・ルートプレーニング（SRP）後のプロービングは、いつからできますか？
- PAGE 140 — Q3 電動歯ブラシを使用すると、手用歯ブラシよりプラークコントロールが良くなりますか？
- PAGE 141 — Q4 どのタイプの電動歯ブラシがおすすめですか？使用法や注意点も教えてください。
- PAGE 142 — Q5 タフトブラシ（ワンタフト、ペリオブラシなど）はどのようなところに使用するのでしょうか？
- PAGE 143 — Q6 ワックスフロスとアンワックスフロス、歯間ブラシなどの歯間部におけるプラーク除去効果に違いはありますか？
- PAGE 144 — Q7 インプラントが埋入されている患者に、フッ化物配合歯磨剤を使用することは問題ないですか？
- PAGE 145 — Q8 歯周外科手術後、手術部位の口腔ケアはどのようにしたらよいでしょうか？
- PAGE 146 — Q9 全身疾患がある患者に、SRPを行ってもよいのでしょうか？
- PAGE 147 — Q10 超音波スケーラーと手用スケーラーではどちらが根分岐部に到達させやすいですか？
- PAGE 148 — Q11 超音波スケーラーは、根面や補綴物を傷つけませんか？
- PAGE 149 — Q12 超音波スケーラーとエアスケーラーはどのような違いがありますか？
- PAGE 150 — Q13 歯間ブラシを使うことで歯間乳頭の歯肉退縮は生じますか？

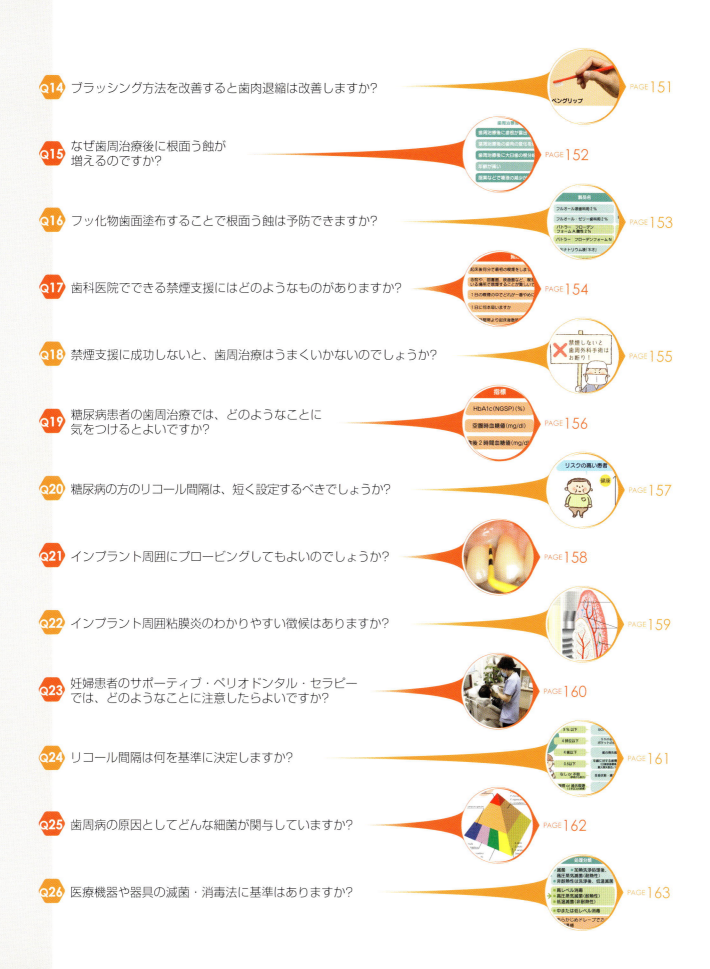

- Q14 ブラッシング方法を改善すると歯肉退縮は改善しますか？ PAGE 151
- Q15 なぜ歯周治療後に根面う蝕が増えるのですか？ PAGE 152
- Q16 フッ化物歯面塗布することで根面う蝕は予防できますか？ PAGE 153
- Q17 歯科医院でできる禁煙支援にはどのようなものがありますか？ PAGE 154
- Q18 禁煙支援に成功しないと、歯周治療はうまくいかないのでしょうか？ PAGE 155
- Q19 糖尿病患者の歯周治療では、どのようなことに気をつけるとよいですか？ PAGE 156
- Q20 糖尿病の方のリコール間隔は、短く設定するべきでしょうか？ PAGE 157
- Q21 インプラント周囲にプロービングしてもよいのでしょうか？ PAGE 158
- Q22 インプラント周囲粘膜炎のわかりやすい徴候はありますか？ PAGE 159
- Q23 妊婦患者のサポーティブ・ペリオドンタル・セラピーでは、どのようなことに注意したらよいですか？ PAGE 160
- Q24 リコール間隔は何を基準に決定しますか？ PAGE 161
- Q25 歯周病の原因としてどんな細菌が関与していますか？ PAGE 162
- Q26 医療機器や器具の滅菌・消毒法に基準はありますか？ PAGE 163

Q&A で深める歯科衛生士臨床

プロービング

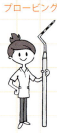

Q1 プロービングは何歳から行いますか？

A 一般的な侵襲性歯周炎が発症する年齢の10歳前後からとするのが妥当です。

解説：プロービングは、主に歯周ポケットの測定と歯肉の炎症状態の把握を目的として行われます。すなわち、歯周病罹患の有無や程度を調べることに主眼をおいており、一般的な歯周病の発症する30代以降に行われることが多いです。しかしながら、侵襲性歯周炎の中でも過去に若年性歯周炎と呼ばれていた患者は、早期に歯周病を発症します。ゆえにそのような患者を対象と考える場合、より早い段階でのプロービングが必要となります。

　侵襲性歯周炎を引き起こす細菌の歯周組織への感染は、乳歯列の完成する2歳頃には起こるとも報告されていますが、一般的には第一大臼歯および中切歯が萌出する際に、細菌感染、定着が起こり、その結果歯周組織が破壊されると言われています。そのため、もっとも早い段階での測定は、第一大臼歯、中切歯が萌出した後が望ましいでしょう。永久歯の萌出直後に計測したとしても、周囲組織を傷つけてしまうおそれがあるとともに、プロービングによる正確な情報採取は難しいです。まずはブラッシングを徹底させ、完全萌出するまで待つべきです。年齢的には、一般的な侵襲性歯周炎の発症年齢、すなわち10歳前後からとするのが妥当であると考えられます。

侵襲性歯周炎の特徴

概要	歯周炎を除き全身的に健康であるが、急速な歯周組織破壊（歯槽骨吸収、アタッチメントロス）、家族内発症を認めることを特徴とする歯周炎。一般的にプラーク付着量は少なく、10～30歳代で発症することが多い。患者によっては、A. actinomycetemcomitans や P. gingivalis の存在比率が高く、生体防御機構、免疫応答の異常が認められることがある。
疫学	侵襲性歯周炎の罹患率は、0.05～0.1% とされている。
原因	プラーク中の口腔細菌が主たる原因であるが、疾患の発症と進行には遺伝的要因が関与していることが考えられている。その詳細は不明。
合併症	糖尿病等の易感染性患者の場合、歯周炎の症状が重症化する傾向がある。

参考文献1より引用

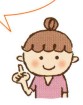

より早い段階でのプロービングにより侵襲性歯周炎を発見できる可能性が高まります。

参考文献 1. 難病情報センター．早期発症型侵襲性歯周炎（平成24年度）．http://www.nanbyou.or.jp/entry/3216 （2017年8月1日アクセス）

Q2 スケーリング・ルートプレーニング（SRP）後のプロービングは、いつからできますか？

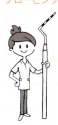
プロービング

組織治癒の安定する3ヵ月後が理想ですが、1〜2ヵ月後に行うのが現実的です。

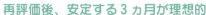
再評価後、安定する3ヵ月が理想的

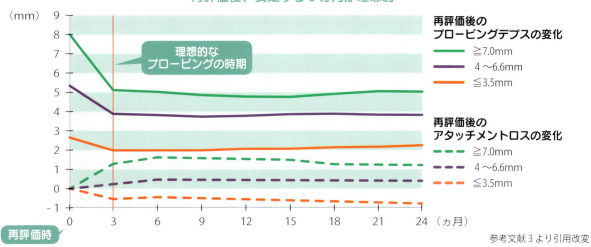

参考文献3より引用改変

解説：プラークコントロールが確立し、縁上スケーリングがなされた後の再評価時、3mmより深い歯周ポケットが残存する歯に対して、SRPを行います（クリティカルプロービングデプス、すなわちプロービングデプス2.9mm以下の部位に対してはSRPを行わない、23ページ参照）。SRP後組織が修復してから再評価を行い、主に深い歯周ポケットが残存していた場合に歯周外科治療を行います。

再評価は、SRP後の組織治癒が完了してから行うべきです。組織の治癒は最初の1ヵ月である程度完了します。過去の報告よりSRP後の臨床効果（アタッチメントゲイン）は、術後1〜3ヵ月で最大に、特に3ヵ月で著明となり[2,3]、その後維持されるとされています。ゆえにSRP後の再評価の時期は、組織治癒の安定する3ヵ月後に行うのが理想ですが、1〜2ヵ月後（AAPのコンセンサスレポート[4]や日本歯周病学会のガイドラインではこの時期が支持されています）に行うのが現実的です。

参考文献
1. Cobb CM. Clinical significance of non-surgical periodontal therapy: an evidence-based perspective of scaling and root planing. J Clin Periodontol 2002；29 Suppl 2：6-16.
2. Cugini MA, et al. The effect of scaling and root planing on the clinical and microbiological parameters of periodontal diseases: 12-month results. J Clin Periodontol 2000；27（1）：30-36.
3. Badersten A, et al. Effect of nonsurgical periodontal therapy. (I-VIII). J Clin Periodontol 1981-1987.
4. Nevins M, et al. Proceeding of the world workshop in clinical periodontics. Princeton: New Jersey,1989.

Q&Aで深める歯科衛生士臨床

Q3 電動歯ブラシを使用すると、手用歯ブラシよりプラークコントロールが良くなりますか?

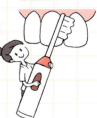

A 必ずしもプラークコントロールの向上に結びつくわけではありません。

解説:電動歯ブラシの効果について示したシステマティックレビューとして、Yaacobら(2014)の報告[1]があります。51の研究論文をピックアップし、4,624名の被験者のデータをまとめたものです。電動歯ブラシの種類として振動回転型(27編)、左右交互運動型(10編)および超音波歯ブラシ(7編)が主体となっています。

結論として電動歯ブラシは、手用歯ブラシと比べてプラーク付着量の減少や歯肉炎の改善に効果が期待できる一方で、長期的観察のデータの蓄積が今後必要であると述べています。また、インプラントのメインテナンスへの電動歯ブラシ(音波ブラシ)の効果について、前向き研究を行った文献[2]があります。これは、24週の観察期間において手用歯ブラシと比較して、プラーク指数と出血指数は統計学的有意に低い値を示したと報告しています。

電動歯ブラシと手用歯ブラシを比較した文献を参考にしながら、それぞれの患者の口腔内環境・生活環境・健康状態にあったブラッシングツールを自分の知識や経験からコーディネイトし、プラークコントロールの向上に寄与することができれば、歯科衛生士としてのスキルアップにつながるのではないでしょうか。

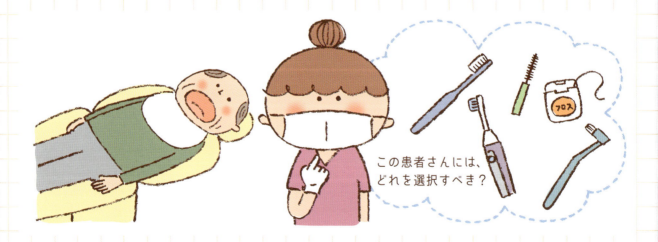

参考文献 1. Yaacob M, Worthington HV, Deacon SA, Deery C, Walmsley AD, Robinson PG, Glenny AM. Powered versus manual toothbrushing for oral health. Cochrane Database Syst Rev 2014;(6):CD002281. 2. Wolff L1, Kim A, Nunn M, Bakdash B, Hinrichs J. Effectiveness of a sonic toothbrush in maintenance of dental implants. A prospective study. J Clin Periodontol 1998;25(10):821-828.

Q4 どのタイプの電動歯ブラシがおすすめですか？使用法や注意点も教えてください。

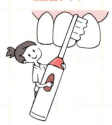

A 各種電動歯ブラシの特徴を把握して、患者それぞれの環境にあったものを選びましょう。

電動歯ブラシの種類

高速運動電動歯ブラシ	音波歯ブラシ	超音波歯ブラシ
小型モーターでブラシを振動・回転させるタイプで、毎分2,500〜48,000回振動する。	リニアモーターでブラシを振動させるタイプで、毎分約30,000回の音波振動を発生。高速に動いている毛先が直接プラークを除去する効果と、液体流動力（dynamic fluid action）によって発生する水流によって、毛先の届きにくい箇所のプラークを除去する効果が期待できる。	ブラシ先端の超音波振動素子が1.6MHzの超音波を発生する。歯とプラークの付着や細菌の連鎖を弱める効果が期待できる。

患者に合わせて、先端形態を選択しよう！

電動歯ブラシの替えブラシの一例

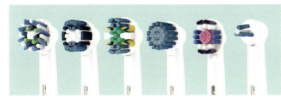
ブラウン・オーラルB製品

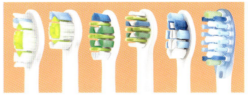
フィリップス・ソニッケアー製品

解説：電動歯ブラシは大きく高速運動電動歯ブラシ、音波歯ブラシ、超音波歯ブラシの3つに分類されます。高速運動歯ブラシと音波歯ブラシは歯に当てるだけで手を動かさずに使用しますが、超音波歯ブラシは手用歯ブラシと同じように動かす必要があります。

電動歯ブラシのレビュー[1]では、振動回転型がプラークと歯肉炎の減少に有意な効果があったとしています。ただし、毛先の形態など各製品で特徴があるので、患者それぞれの口腔環境や生活環境に合わせて勧めるのがよいでしょう。また、電動歯ブラシでは手用より歯間部の清掃効果がやや高いという報告[2]もありますが、フロスや歯間ブラシ等の補助器具の指導も併せて必要になります。

参考文献
1. Yaacob M, Worthington HV, Deacon SA, Deery C, Walmsley AD, Robinson PG, Glenny AM. Powered versus manual toothbrushing for oral health. Cochrane Database Syst Rev 2014；(6)：CD002281.
2. Tritten CB, Armitage GC. Comparison of a sonic and a manual toothbrush for efficacy in supragingival plaque removal and reduction of gingivitis. J Clin Periodontol 1996；23(7)：641-648.

Q&Aで深める歯科衛生士臨床

Q5 タフトブラシ(ワンタフト、ペリオブラシなど)はどのようなところに使用するのでしょうか?

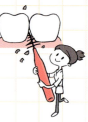
歯間部清掃

A タフトブラシは、歯ブラシや歯間ブラシ、デンタルフロスでは磨きにくい部位に効果的です。

タフトブラシが有効な部位・形態

さまざまなタイプ・細さのものがあり、患者の状態に合わせて選択する。

最遠心部
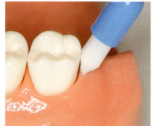

位置異常歯
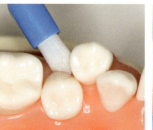

ブリッジ周囲
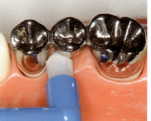

矯正装置周囲
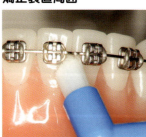

インプラント補綴周囲
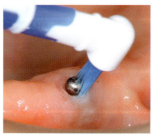

根分岐部病変
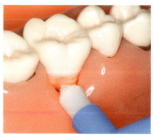

解説:タフトブラシは臼歯部最遠心、位置異常歯、ポンティック底部、矯正装置周囲、インプラント補綴周囲、歯肉退縮のある部位、根分岐部などに届きやすいように設計されています。ペングリップで把持し歯肉頂縁に約45°に傾けて当て、小刻みに動かすのが一般的な方法です。Lee & Moon[1]のクロスオーバー研究によると、タフトブラシのプラーク除去能は歯ブラシと比較して、上顎大臼歯頬側の隣接面および歯頸部、下顎大臼歯舌側隣接面で有意に大きな値を示したと報告されています。

参考文献 1. Lee DW, Moon IS. The plaque-removing efficacy of a single-tufted brush on the lingual and buccal surfaces of the molars. J Periodontal Implant Sci 2011;41(3):131-134.

Q6 ワックスフロスとアンワックスフロス、歯間ブラシなどの歯間部におけるプラーク除去効果に違いはありますか？

歯間部清掃

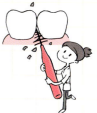

A それぞれのプラーク除去効果は異なります。その形態や性状の違いを考慮し、歯間空隙や歯肉の状態により適切に使い分ける必要があります。

患者個人の口腔内状態、全身状態、生活スタイルを考慮したオーダーメイド治療を！

フロスが推奨される例
……歯間を歯肉が満たしている場合

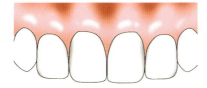

歯間ブラシが推奨される例
……歯間空隙がある場合

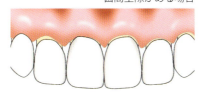

補助器具が推奨される例
……歯ブラシでは困難な形態

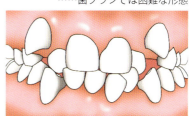

解説：歯間部歯肉はコルとよばれる非角化歯肉であり、歯肉炎の発症率がもっとも高い部位とされています[1]。フロスでは歯肉縁下3.5mm、歯間ブラシでは歯肉縁下2.0～2.5mmまでプラーク除去が可能であると報告されています[2,3]。また歯肉縁下のプラーク除去効率は、隣接面ではフロスで86％、歯間ブラシで95％とされています[4]。ワックスフロスとアンワックスフロスでは、アンワックスフロスの方が除去効率が高いことが報告されていますが[5]、ワックスフロスの利点としては隣接面への挿入がアンワックスフロスと比較して容易であることが挙げられます。

歯ブラシのみでプラーク除去率を100％に到達させることは至難の業であり、フロスや歯間ブラシなど、補助器具の併用は口腔衛生指導に不可欠です。それぞれの補助器具の形態や性状の違いを念頭に、患者の歯間空隙や歯肉の状態はもちろん、全身状態や生活スタイルを考慮し、適切に使い分けを指導し、オーダーメイドのプラークコントロールを提案していくことが口腔衛生のプロフェッショナルである歯科衛生士の役割として求められます。

参考文献
1. Smukler H, Nager MC, Tolmie PC. Interproximal tooth morphology and its effect on plaque removal. Quintessence Int 1989；20（4）：249-255.
2. Waerhaug J. Healing of the dento-epithelial junction following the use of dental floss. J Clin Periodontol 1981；8（2）：144-150.
3. Waerhaug J. The interdental brush and its place in operative and crown and bridge dentistry. J Oral Rehabil 1976；3（2）：107-113.
4. Lang NP, Cumming BR, Löe H. Toothbrushing frequency as it relates to plaque development and gingival health. J Periodontol 1973；44（7）：396-405.
5. Carr MP, Rice GL, Horton JE. Evaluation of floss types for interproximal plaque removal. Am J Dent. 2000；13（4）：212-214.

Q7 インプラントが埋入されている患者に、フッ化物配合歯磨剤を使用することは問題ないですか？

歯磨剤・洗口剤

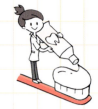

A 特に問題ありません。ただし高濃度フッ化物の使用に際しては、配慮が必要です。

解説：*in vitro* では、pH4以下と酸性度が高い条件下において、1,000ppm以下の低濃度のフッ化物であっても、チタン表面の腐食を引き起こすリスクがあることが示されています[1]。しかしながら口腔内においては、唾液によって中和、希釈されることにより、残留フッ素濃度はかなり下がり、プラーク中においてはわずか2ppm以下へと減少するとも報告されています[2]。リスク[3]とベネフィット[2]から鑑み、臨床の現場においてはそこまで過敏に反応する必要はないものと考えられます。

フッ化物が天然歯に対して良好な影響を与えることは、過去のさまざまな報告より明らかですが、9,000ppm以上の高濃度フッ化物歯面塗布剤では、唾液による希釈や中和を経たとしても、チタン表面に対して影響を与える可能性は否定できないため、天然歯とインプラントの混在したケース、例えば根面う蝕予防の目的でフッ化物を応用する場合においては、ワセリンを塗布するなどインプラント表面への薬剤の付着に対する配慮が必要と思われます。特に高齢者のように唾液流出量の低下した患者では、注意が必要でしょう。

フッ化物によるチタンインプラント腐食のメカニズム

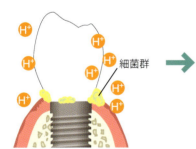

不良なプラークコントロールにともない、インプラント周囲に繁殖した細菌が酸を産生し、インプラント周囲のpHが低下、水素イオン(H^+)が多い状況になる。

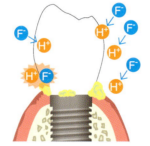

このような状況で高濃度フッ化物を使用すると、フッ素イオン(F^-)が遊離し、口腔内の水素イオン(H^+)と結合する。

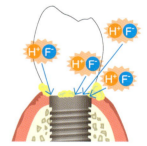

するとチタン腐食性の高いフッ化水素酸(HF)が生成されるのである。

参考文献4より引用改変

参考文献
1. 木村英一郎, 野村智義, 溝口尚, 吉成正雄. フッ化物入りペーストがチタンの耐食性に与える影響. 日口腔インプラント会誌 2014；27(1)：54-60.
2. Duckworth RM, Morgan SN, Burchell CK. Fluoride in plaque following use of dentifrices containing sodium monofluorophosphate. J Dent Res 1989；68(2)：130-133.
3. Golvano I, et al. A. Influence of fluoride content and pH on corrosion and tribocorrosion behaviour of Ti13Nb13Zr alloy in oral environment. J Mech Behav Biomed Mater 2015；49：186-196.
4. 中川雅晴. フッ素存在下での生体用チタンおよびチタン合金の腐食. Zairyo-to-Kankyo 2004；53：112-117.

歯磨剤・洗口剤

Q8 歯周外科手術後、手術部位の口腔ケアはどのようにしたらよいでしょうか?

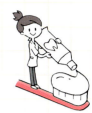

 抜糸までのセルフケアは、洗口剤の使用にとどめ、頻回のプロフェッショナルケアとの併用で対応します。

解説：Susinら[1]は、歯周外科手術部位の創傷の安定には2～3週を要すると報告しています。そのためその期間は治癒を妨げぬよう十分に注意を払い、抜糸までのセルフケアは洗口剤による含嗽にとどめます。下表[2]のように、現在さまざまな有効成分を含む洗口剤が市販されていますが、エビデンスレベルで有効性が証明されているのは、米国歯科医師会（ADA）の認可を受けているグルコン酸クロルヘキシジン（0.12～0.2%溶液：日本では使用不可）[3]とエッセンシャルオイル（リステリン®）[4]のみです。

ブラッシング再開までの間は頻回のプロフェッショナルケアの併用にてプラーク除去に努め、抜糸後、組織の治癒を見て徐々に軟毛ブラシを用いたセルフケアへと移行します。

有効成分を含む洗口剤

参考文献2より引用改変

	製品名	有効成分	区分
CHG	コンクールF（ウェルテック）	グルコン酸クロルヘキシジン、グリチルリチン酸アンモニウム	医薬部外品
	バトラー®CHX洗口液（サンスター）	グルコン酸クロルヘキシジン、グリチルリチン酸モノアンモニウム	医薬部外品
CPC	モンダミン ナイトクリア（アース製薬）	セチルピリジニウム塩化物水和物、グリチルリチン酸ジカリウム	医薬部外品
	モンダミン プレミアムケア（アース製薬）	セチルピリジニウム塩化物水和物、トラネキサム酸、グリチルリチン酸ジカリウム	医薬部外品
	バトラー® クリーン マウスウォッシュ（サンスター）	塩化セチルピリジニウム	医薬部外品
	Systema SP-T メディカルガーグル（ライオン）	セチルピリジニウム塩化物水和物、グリチルリチン酸ジカリウム、ℓ-メントール、チョウジ油	指定医薬部外品
	ガム®デンタルリンス ナイトケア（サンスター）	塩化セチルピリジニウム、トラネキサム酸	医薬部外品
	クリアクリーン デンタルリンス（花王）	塩化セチルピリジニウム	医薬部外品
BTC	ベンゼトニウム塩化物うがい液0.2%「KYS」（昭和薬品化工）	ベンゼトニウム塩化物	医療用医薬品
PI	イソジン®ガーグル液7%、イソジン®うがい薬（塩野義製薬）	ポビドンヨード	医療用医薬品 第3類医薬品
EO	薬用リステリン®オリジナル（ジョンソン・エンド・ジョンソン）	1,8-シネオール、チモール、サリチル酸メチル、ℓ-メントール	医薬部外品
	薬用リステリン®ナチュラルケア（ジョンソン・エンド・ジョンソン）	1,8-シネオール、チモール、サリチル酸メチル、ℓ-メントール	医薬部外品
	薬用リステリン®ターターコントロール（ジョンソン・エンド・ジョンソン）	1,8-シネオール、塩化亜鉛、チモール、サリチル酸メチル、ℓ-メントール	医薬部外品
	アセス®液、アセス®メディクリーン（佐藤製薬）	カミツレチンキ、ラタニアチンキ、ミルラチンキ	第3類医薬品

参考文献
1. Susin C, et al. Wound healing following surgical and regenerative periodontal therapy. Periodontol 2000 2015；68(1)：83-98.
2. 五味一博．歯科衛生士が知っておきたい洗口剤の応用．日歯周病会誌 2016；58(2)：86-90.
3. Van Strydonck DA, et al. Effect of a chlorhexidine mouthrinse on plaque, gingival inflammation and staining in gingivitis patients: a systematic review. J Clin Periodontol 2012；39(11)：1042-1055.
4. Stoeken JE, et al. The long-term effect of a mouthrinse containing essential oils on dental plaque and gingivitis: a systematic review. J Periodontol 2007；78(7)：1218-1228.

Q&Aで深める歯科衛生士臨床

手用スケーラー

Q9 全身疾患がある患者に、SRPを行ってもよいのでしょうか?

A 可能ですが、SRP後に一過性の菌血症が起こることが報告されています。ですので感染性心内膜炎の既往や重度の全身疾患(コントロール不良な糖尿病など)に罹患している患者の治療の際には、抗菌薬の術前投与が推奨されています。

解説：近年、歯周炎患者にSRPを行った場合に約50～80%の割合で菌血症が発生することが報告されています[1]。菌血症のリスクの高い患者さんかどうかを事前に把握し、必要があれば観血処置の前に抗菌薬の予防投与を行います。処置の約1時間前に患者さんに服用(ペニシリン系薬剤が第1選択)するように指示します。

抗菌薬の術前投与に関しては、米国心臓協会(AHA)のガイドラインで、最高リスク群(ClassⅠ：特に重篤な感染性心内膜炎を引き起こす可能性が高い疾患)においてのみ、観血的歯科処置前の抗菌薬投与を推奨しています[2]。

また、人工腎透析を行っている患者さんは、出血傾向にあり易感染性であることから、透析当日のSRPは控える必要があります。

菌血症のリスクのある患者さんか、術前にチェックしよう！

☐ 歯周病関連の全身疾患がある患者
- ☐ 糖尿病
- ☐ 慢性腎臓病
- ☐ 心疾患
- ☐ リウマチ
- ☐ バージャー病

☐ 妊婦

☐ 人工関節置換術の既往患者

☐ 感染性心内膜炎を起こす可能性のある患者
- ☐ 人工心臓弁置換患者
- ☐ チアノーゼ性先天性心疾患
- ☐ 感染性心内膜炎の既往を有する患者
- ☐ 体循環系と肺循環系のシャント作成術が実施された患者
- ☐ ほとんどの先天性心疾患
- ☐ 後天性弁膜症
- ☐ 閉塞性肥大型心筋症
- ☐ 弁逆流をともなう僧帽弁逸脱
- ☐ 長期にわたる中心静脈カテーテル留置患者
- ☐ 人工ペースメーカーあるいは植え込み型除細動器使用者

参考文献
1. Lafaurie GI, et al.. Periodontopathic microorganisms in peripheral blood after scaling and root planing. J Clin Periodontol 2007；34(10)：873-879.
2. Wilson W, et al. Prevention of infective endocarditis: guidelines from the American Heart Association: a guideline from the American Heart Association Rheumatic Fever, Endocarditis and Kawasaki Disease Committee, Council on Cardiovascular Disease in the Young, and the Council on Clinical Cardiology, Council on Cardiovascular Surgery and Anesthesia, and the Quality of Care and Outcomes Research Interdisciplinary Working Group. J Am Dent Assoc 2007；138(6)：739-745, 747-760.

Q10 超音波スケーラーと手用スケーラーではどちらが根分岐部に到達させやすいですか？

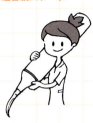

A 超音波スケーラーの方が優位と考えられます。

解説：根分岐部へのインスツルメンテーションに関する多くの報告では、手用スケーラーのみでは、根分岐部内のデブライドメントにはフラップ手術を行った場合においても制限があることを示しています。特にクラスⅡもしくはクラスⅢの根分岐部病変においては、超音波スケーラーの使用が有効であると言われています[1]。

アジア人における根分岐部の入口の大きさは1mmよりも狭いことが示されており[2]、手用スケーラーの方が大きいことも到達性に影響を及ぼしていると思われます。そのため、超音波スケーラーチップの先端の大きさが0.55mm、もしくはそれよりも細いものが開発されており、その有用性が示されています。

根分岐部には超音波スケーラーをうまく活用しよう！

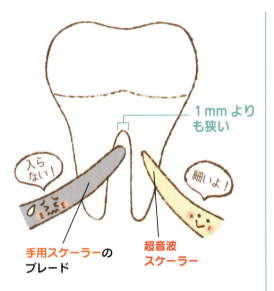

参考文献2より引用改変

取り残した歯石の割合

対照群（何も処置せず）
49.7%

手用スケーラーでSRP

37.7%

超音波スケーラーでSRP
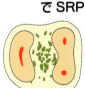
34.1%

参考文献3より引用改変

参考文献
1. Drisko CL, et al. Position paper: sonic and ultrasonic scalers in periodontics. Research, Science and Therapy Committee of the American Academy of Periodontology. J Periodontol 2000；71(11)：1792-1801.
2. Hou GL, Chen SF, Wu YM, Tsai CC. The topography of the furcation entrance in Chinese molars. Furcation entrance dimensions. J Clin Periodontol 1994；21(7)：451-456.
3. Matia JI, et al. Efficiency of scaling of the molar furcation area with and without surgical access. Int J Periodontics Restorative Dent 1986；6(6)：24-35.

Q&Aで深める歯科衛生士臨床

超音波スケーラー

Q11 超音波スケーラーは、根面や補綴物を傷つけませんか？

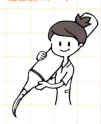

A 適切なチップ、条件下であれば大丈夫です。

解説：超音波スケーリングで一般的に使用されるチップはステンレス製です。各種超音波スケーラーチップのアマルガム、コンポジットレジンおよびポーセレン表面に対する影響を見た研究[1]より、ステンレス製の汎用チップおよびスケーリング用チップは、いずれの材料表面をも傷つけることが示されています。一方パウダーを用いたエアアブレージョンでは、修復材料表面を傷つけることなくプラークを効果的に除去できることも示されています。また、プラスチック素材のスケーラーは、補綴物、修復物表面をほとんど傷つけずに付着物を除去できるとされています。その他、音波スケーラーのSUSブラシは、インプラントを含む補綴物表面のプラーク除去に有効です[2]。

ただし、チップの材質、形状のみならず、チップの歯面に対する角度や圧、パワーなどの使用方法を誤ると、歯面や補綴物表面を傷つけてしまうおそれもあり、使用に際しては十分な注意が必要です。

チップの選択やパワーに気をつけて使用しましょう！

ステンレス製のチップは傷つけやすい

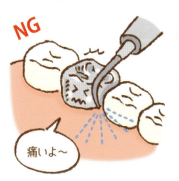

プラスチック製のチップは傷つけにくい

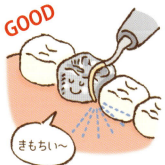

この他の傷つけにくいチップや器具

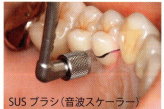
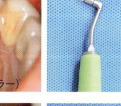

SUSブラシ（音波スケーラー）

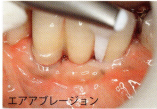
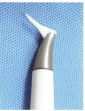

エアアブレージョン

参考文献　1. Arabaci T, et al. The comparison of the effects of three types of piezoelectric ultrasonic tips and air polishing system on the filling materials: an *in vitro* study. Int J Dent Hyg 2007；5（4）：205-210.

2. 清水千津子，坂井雅子，大塩薫里，岡 成樹，八木宏明，高見澤俊樹，宮崎真至，伊藤公一．エアスケーラー接続型ナイロン製ブラシが擬似歯質に及ぼす影響．日歯周病会誌 2011；53（2）：154-162.

Q12 超音波スケーラーとエアスケーラーはどのような違いがありますか?

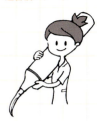

超音波スケーラー

A 振動数、動き方、適用範囲など多くの違いがあります。

超音波スケーラー[1]	比較項目	エアスケーラー
マグネット式：18,000〜45,000Hz／ピエゾ式：25,000〜50,000Hz	振動数	3,000〜8,000Hz
マグネット式：楕円運動／ピエゾ式：直線運動	チップ先端の振動	楕円運動
マグネット式：側面／ピエゾ式：先端	当てる部位	先端
細い〜太い	チップ形状	やや太い
歯肉縁上、歯肉縁下	適用部位	主に歯肉縁上
あるものが多い	自動制御機能	なし
樹脂	金属以外のチップ	ブラシ
一部可能	薬液の使用	不可能

現在日本で使用される超音波スケーラーのほとんどはピエゾ式

解説：パワードリブンスケーラーは、振動を利用して歯石を粉砕する器具の総称であり、大きく「超音波スケーラー」(ultrasonic scaler)と「エアスケーラー」(air scaler)(もしくは「音波スケーラー」: sonic scaler)に分けられます[1]。歯周炎患者に対して使用した場合、超音波スケーラーとエアスケーラーはともに、手用スケーラーと同等の高い治療効果を有しますが、両者の間に有意差はないと報告されています[2]。

使用に際しては、過剰な出力や強い側方圧により歯面あるいは歯根面を傷つけてしまわないよう注意が必要です。金属製のスケーラーチップ以外にもさまざまなチップがあり、超音波スケーラーでは、インプラント周囲の歯石除去にも使用可能なプラスチック製のチップが、またエアスケーラーでは、インプラントや補綴物周囲において大きな効果を発揮するSUSブラシ等がラインナップされています。それぞれの特徴をよく理解して、最適なインスツルメントを選択しましょう。

参考文献
1. Drisko CL, et al. Position paper: sonic and ultrasonic scalers in periodontics. Research, Science and Therapy Committee of the American Academy of Periodontology. J Periodontol 2000；71(11)：1792-1801.
2. Hermann JS, et al. A study in non-instructed patients with gingivitis or slight adult periodontitis. Schweiz Monatsschr Zahnmed 1995；105(2)：165-170.

Q&Aで深める歯科衛生士臨床

Q13 歯間ブラシを使うことで歯間乳頭の歯肉退縮は生じますか？

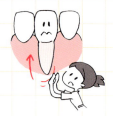
歯肉退縮

A 正しい使用方法で行えば、歯間乳頭の歯肉退縮は起きません。

解説：歯間ブラシを使いこなすためには患者自身のモチベーションと、実地練習が不可欠です。特に積極的に歯間ブラシを使用しない患者は「歯間ブラシの使用で歯と歯の間が広くなる」という不安を抱えていることがしばしばです。

歯間ブラシは正しく使用することで、とても効率よくプラークを除去できる器具です。歯間ブラシの使用により歯周炎の歯肉の腫脹が消退することは多く、歯周ポケットも浅くなり、生理的な歯肉に近づくことができます[1]。これを患者は「歯ぐきが下がった」と感じやすいため、清掃指導前によく説明をしておく必要があります。また、歯肉の腫脹がおさまった後においても、歯周病の再発予防や根面う蝕の予防という点から歯間ブラシは不可欠です。

その際に忘れていけないのが、適切な歯間ブラシサイズの選択です。同じ部位でも歯間乳頭の腫脹の程度によって通る歯間ブラシのサイズは異なりますので、歯肉を痛めないよう、またプラークが効率よく落とせるよう、適切な歯間ブラシのサイズを選択し指導します。

指導前にきちんと説明を！

歯間ブラシ使用前
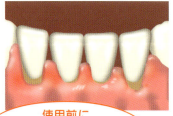

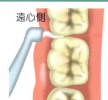
遠心側　近心側

隙間の両側の歯をていねいに磨く。歯肉を傷めないよう、歯間ブラシの挿入角度を変える。

歯間ブラシ使用後
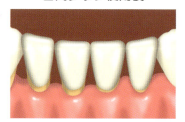

 使用前に「歯周病で腫れていた歯ぐきが、歯間ブラシを使用することで自然な歯ぐきに近づきます。」と伝えましょう。

チェアサイドでのチェック項目

☐ 適切なサイズ選び　☐ 患者自身による、正しい角度での歯間部への挿入

参考文献 1. Slot DE, Dörfer CE, Van der Weijden GA. The efficacy of interdental brushes on plaque and parameters of periodontal inflammation: a systematic review. Int J Dent Hyg 2008；6（4）：253-264.

Q14 ブラッシング方法を改善すると歯肉退縮は改善しますか？

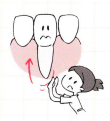
歯肉退縮

A 強いブラッシング圧で歯肉退縮は起きますが、ブラッシング方法の改善で歯肉退縮がクリーピングにより回復する可能性もあります。

解説：歯肉退縮は、歯周炎、歯列不正、咬合性外傷などさまざまな要因で起きますが、関係性がもっとも強いものとして過度なブラッシング圧があります[1]。ブラッシング圧は150～200gが適当とされ、またプラークを取り除くために効率がよいとされているバス法やスクラッビング法ではストロークは2～3歯幅分と短めです。

複数の歯にわたって歯肉退縮が起きている患者では、①強いブラッシング圧、②長いストローク、が多く見られます。このような場合には、歯肉退縮が不適切なブラッシングの結果であることを患者に示し、適切なブラッシング方法に改めるよう指導します。ブラッシング圧が強く、ストロークが長い場合は、歯ブラシの柄を握りこむようにしていること（パームグリップ）が多いため、鉛筆持ち（ペングリップ）に変えてもらいます。すると強い圧で歯面に押しつけることができなくなり、また細やかな動きができるようになります。

ブラッシングを改善すると、歯肉の位置がある程度は戻ること（クリーピングアタッチメント）も報告されています。しかし退縮が著しく、知覚過敏や角化歯肉不足による清掃困難な場合には、外科治療により根面被覆を行うことも検討します。

ブラッシング圧を弱める方法の1つとして……

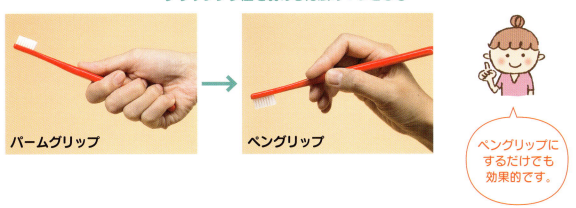

パームグリップ → ペングリップ

ペングリップにするだけでも効果的です。

参考文献 1. Heasman PA, Holliday R, Bryant A, Preshaw PM. Evidence for the occurrence of gingival recession and non-carious cervical lesions as a consequence of traumatic toothbrushing. J Clin Periodontol 2015；42 Suppl 16：S237-255.

Q&Aで深める歯科衛生士臨床

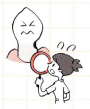

根面う蝕

Q15 なぜ歯周治療後に根面う蝕が増えるのですか？

A 歯周治療の結果、露出する根面が増えるほど根面う蝕になる確率は高まります。そのため予防には、歯周治療後のメインテナンスが必要です。

解説：歯周治療を行うと、歯肉の炎症が消退し、腫脹が治まることで歯肉が引き締まります。また、歯周ポケットの除去を目指す結果として歯肉が退縮してしまうことが多く見られます[1]。これにより、エナメル質で覆われておらず、細菌が産生する酸に対して強くない歯根面が口腔内に露出してしまい、う蝕になる場合があります。特に大臼歯の根分岐部や上顎小臼歯の根面溝などの解剖学的形態は、プラークが蓄積しやすい部分で、根面う蝕を引き起こしやすくなります。また、歯周治療により歯肉の高さが変化したことを患者自身が把握しておらず、歯と歯肉の境目を正確に清掃できていないことも多く見られます。

　歯周治療による歯肉の変化が必然的であることを患者にも理解してもらい、治療の進行にあわせたブラッシング指導と、歯周治療後の定期的なメインテナンスが必要です。特に加齢変化や服用薬によっては、唾液量が少なくなっている場合もあり、よりリスクの高い症例としてケアが必要です。

歯周治療後の根面う蝕のリスクファクター

- 歯周治療後に歯根が露出
- 歯周治療後の歯肉の変化を患者が理解していない
- 歯周治療後に大臼歯の根分岐部や上顎小臼歯の根面溝が露出
- 年齢が高い
- 服薬などで唾液の減少がみられる

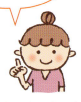

根面う蝕のリスクがあれば、特に気をつけてブラッシング指導やメインテナンスをしていきましょう。

参考文献 1. Lindhe J, Nyman S. Alterations of the position of the marginal soft tissue following periodontal surgery. J Clin Periodontol 1980；7（6）：525-530.

Q 16 フッ化物歯面塗布することで根面う蝕は予防できますか？

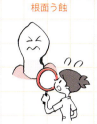
根面う蝕

A 根面う蝕はフッ化物歯面塗布により予防が可能です。

解説：根面う蝕の予防のために、歯科医院でのプロフェッショナルケアにおいても[1]、自宅でのホームケアにおいてもフッ化物の活用はとても有効とされています。定期的な歯周メインテナンスの来院時には機械的な歯面清掃に加えてフッ化物の歯面塗布を行います。歯面清掃時のペーストにもフッ化物は配合されていますが、清掃後のプラーク除去後の根面へのゲル状のフッ化ナトリウムの塗布が一般的です。また、歯根面の露出が多く、根面う蝕のリスクが高いと考えられる患者にはフッ化物配合量が多くなっている歯磨剤の使用を勧めることも有効です。

臼歯部や目立ちにくい部位の初期の根面う蝕には、進行予防としてフッ化ジアンミン銀の塗布がとても有効です。フッ化物歯面塗布剤よりも極めて高いフッ化物濃度があるという利点がありますが、歯質に着色が生じたり、う蝕部位が黒変するため、使用に際し患者への十分な説明が必要です。

セルフケアとプロフェッショナルケアの両輪で、根面う蝕を予防しよう！

日本で販売されているフッ化物歯面塗布剤

製品名	薬効分類名	成分	性状	フッ化物濃度	pH
フルオール液歯科用2%	う蝕予防フッ化物歯面塗布剤	フッ化ナトリウム	液状	9,000ppm	酸性
フルオール・ゼリー歯科用2%			ゼリー状		
バトラー フローデンフォームA酸性2%	フッ化物歯面塗布剤	フッ化ナトリウム	泡状	9,000ppm	酸性
バトラー フローデンフォームN					中性
弗化ナトリウム液「ネオ」	う蝕予防剤	フッ化ナトリウム	液状	9,000ppm	中性
Fバニッシュ歯科用5%	象牙質知覚過敏鈍麻剤	フッ化ナトリウム	ペースト状	22,600ppm	―
ダイアデント歯科用ゲル5%	象牙質知覚過敏鈍麻剤	フッ化ナトリウム	ペースト状	22,600ppm	―
サホライド液歯科用38%	う蝕抑制・象牙質知覚過敏鈍麻剤	フッ化ジアンミン銀	液状	48,400ppm	アルカリ性

参考文献2より引用

日本では、歯磨剤のフッ化物濃度の上限が1,500ppmになりました。より高いものを使いましょう。

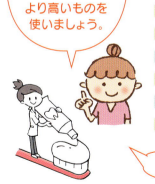

プロケアでは、フッ化ジアンミン銀の使用も有効な手段です。

参考文献
1. Bizhang M, et al. Microbiota of exposed root surfaces after fluoride, chlorhexidine, and periodontal maintenance therapy: a 3-year evaluation. J Periodontol 2007；78（8）：1580-1589.
2. 日本歯科保存学会（編）．う蝕治療ガイドライン 第2版．東京：医歯薬出版，2015．

Q&Aで深める歯科衛生士臨床

Q17 歯科医院でできる禁煙支援にはどのようなものがありますか？

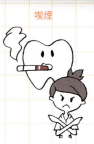

A 患者さんの習慣を変化させることが目標ですが専門外来紹介へのきっかけ作りも有効です。

解説：喫煙は歯周病、インプラント治療の成功を明らかに低下させるということがわかっています。歯科治療の際には禁煙を指導する必要があり、これまでの臨床研究からも歯科医院での禁煙指導はある程度の成功が見込めることがわかっています[1]。禁煙指導のように、患者の行動や生活を変化させるためには、まず禁煙のメリットをよく理解してもらうような説明が必要です。そのうえで継続的にその行動をサポートする必要があります。歯周基本治療中やメインテナンスは、その機会として最適と考えられます。またニコチン依存度は簡単なアンケートで評価できます。ニコチン依存度が高い場合には医科の禁煙外来での保険治療も可能であり、専門外来への依頼も適切な方法です。

歯科医師、歯科衛生士は患者に十分な医学的知識をもって禁煙指導を治療の一環として行うことができますが、現在、わが国では歯科医院での禁煙指導は医療保険でカバーされておらず、今後は社会的な要求に合わせた歯科医療環境の確立が求められています。

ニコチン依存度テスト

質問	3点	2点	1点	0点
起床後何分で最初の喫煙をしますか	5分以内	6～30分	31～60分	61分以後
寺院や、図書館、映画館など、喫煙を禁じられている場所で禁煙することが難しいですか			はい	いいえ
1日の喫煙の中でどれが一番やめにくいですか			朝最初の1本	その他
1日に何本吸いますか	31本以上	21～30本	11～20本	10本以下
他の時間帯より起床後数時間に多く喫煙しますか			はい	いいえ
ほとんど1日中、床に伏しているような病気のときでも喫煙しますか			はい	いいえ

合計点数　7～10点……重度依存症　3～6点……中等度依存症　0～2点……低度依存症

参考文献2より引用改変

参考文献
1. Carr AB, Ebbert J. Interventions for tobacco cessation in the dental setting. Cochrane Database Syst Rev 2012；(6)：CD005084.
2. Heatherton TF, et al. The Fagerström Test for Nicotine Dependence: a revision of the Fagerström Tolerance Questionnaire. Br J Addict 1991；86(9)：1119-1127.

Q18 禁煙支援に成功しないと、歯周治療はうまくいかないのでしょうか？

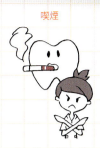

A 喫煙者では、非喫煙者ほど歯周治療の効果は期待できません。特に喫煙者への歯周外科治療は慎重に検討すべきです。

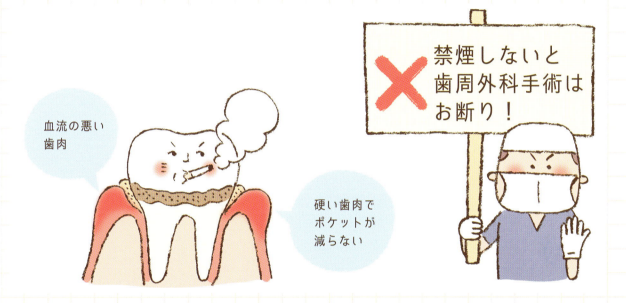

解説：歯周病はいろいろなリスクファクターの影響を受けますが、特にタバコは影響力が大きいと考えられています。スケーリング・ルートプレーニング（SRP）を行っても喫煙者では非喫煙者ほどポケットデプスが減少しません。さらに再発の可能性が高いなどの臨床成績が数多く報告されています[1]。これは歯肉の血流の減少や線維化、細菌に対する免疫反応の低下によると説明されています。

歯周外科手術はSRPに比べて組織への侵襲が大きく、その治癒にタバコの影響は出やすいと考えられ、喫煙者では外科治療を行うかどうかは慎重な対応をすべきと考えられます。さらに再生療法では、治療効果への期待も高まるため、より厳密なリスクの管理として禁煙が必要です。

ただし、実際にどの程度の喫煙量が影響を与えるか、どれくらいの禁煙期間によって非喫煙者と同じくらいの治療効果を望めるかなどは、エビデンスからまだ十分に明らかになっていません。

参考文献 1. Chaffee BW, Couch ET, Ryder MI. The tobacco-using periodontal patient: role of the dental practitioner in tobacco cessation and periodontal disease management. Periodontol 2000 2016；71（1）：52-64.

Q&Aで深める歯科衛生士臨床

Q19 糖尿病患者の歯周治療では、どのようなことに気をつけるとよいですか？

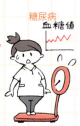

A 糖尿病のある重度歯周炎患者では、抗菌薬を併用してSRPを行いましょう。

解説：糖尿病を合併した広汎型慢性歯周炎あるいは重度の糖尿病関連性歯周炎やSRPで器具の到達が困難と判断される重度歯周炎症例に対しては、抗菌薬の投与が推奨されます。また、血糖コントロール不良の糖尿病により、宿主の生体防御能が低下して感染しやすい患者には、歯周治療の反応性の向上や全身および他臓器への悪影響を減少させる目的で、抗菌療法の併用が推奨されています。

上記の患者には、抗菌薬の経口投与（アモキシシリン＋メトロニダゾール）や、テトラサイクリン系やマクロライド系の局所投与が有効という報告もあります。

抗菌療法が有効とはいえ、歯周治療を進めながらも、血糖のコントロールがされるようはたらきかけることも重要です。糖尿病は1型糖尿病と2型糖尿病がありますが、多くは2型糖尿病です。その原因は、食事や運動などの生活習慣です。内科での治療や服薬を中断されていれば、通院などの治療をうながし、生活面のアドバイスをすることも時には必要です。また、糖尿病患者の来院時には、血糖のコントロール状態を必ず確認します。糖尿病手帳などをお持ちの方もいますので毎回見せてもらうようにしましょう。

糖尿病の血糖コントロールの評価指標

指標	優	良	可（不十分）	可（不良）	不可
HbA1c（NGSP）（%）	6.2未満	6.2～6.9未満	6.9～7.4未満	7.4～8.4未満	8.4以上
空腹時血糖値（mg/dl）	80～110未満	110～130未満	130～160未満		160以上
食後2時間血糖値（mg/dl）	80～140未満	140～180未満	180～220未満		220以上

HbA1cは、その場の状態だけでなく、過去1～2ヵ月の状態を反映しています。

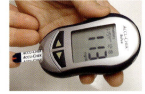

昨今ではチェアサイドで簡単に検査することもできます。簡易型血糖測定装置なども活用するとよいでしょう。

参考文献 1. 特定非営利活動法人日本歯周病学会（編）．糖尿病患者に対する歯周治療ガイドライン 改訂第2版．東京：医歯薬出版, 2015.

Q20 糖尿病の方のリコール間隔は、短く設定するべきでしょうか？

A サポーティブ・ペリオドンタル・セラピーやメインテナンスの間隔を、年3～4回（3または4ヵ月間隔）よりも短くすることが推奨されています。

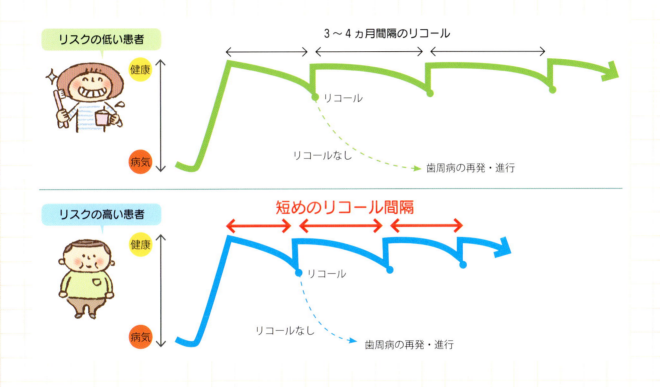

解説：サポーティブ・ペリオドンタル・セラピー（SPT）やメインテナンス期でも糖尿病は歯周病の再発のリスク因子です。特に血糖コントロールが不良な方では、歯周病が再発するリスクが高いです。また再発を防ぐために、血糖コントロールを十分に行ってもらうことも大事です。可能な限り正常値に近い値、困難な場合でもHbA1c(NGSP)7.0％未満であれば再発のリスクは比較的小さいと考えられています。SPT、メインテナンス移行時の残存歯数や歯周組織の状態（5mm以上のポケットの部位数やBOP部位数、骨吸収の程度）、口腔清掃状態など他のリスクも考慮して期間を設定しましょう。

参考文献　1. 特定非営利活動法人日本歯周病学会（編）．糖尿病患者に対する歯周治療ガイドライン 改訂第2版．東京：医歯薬出版，2015．

Q&Aで深める歯科衛生士臨床

Q 21 インプラント周囲にプロービングしてもよいのでしょうか？

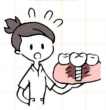
インプラント周囲粘膜炎

A インプラント周囲疾患の徴候を確認するために、プロービングは不可欠です。プラスチック製のものが推奨されています。

インプラントのプロービング

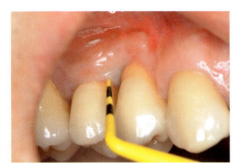
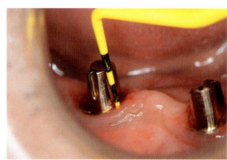

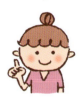

インプラントのケースにもプロービングをしましょう。場合によっては上部構造を外して行います。

解説：インプラント周囲粘膜炎やインプラント周囲炎になると、歯肉炎や歯周炎と同様にインプラント周囲の粘膜に発赤や腫脹があり、プロービング時に出血がみられます。したがって天然歯と同様に徴候を早めに確認するために、メインテナンス時にはインプラントにプロービングを行いましょう。

　プロービングは、インプラントの全周を軽圧(0.25N)で行います。出血があれば、炎症があると判断します。プロービングによる外傷は0.25Nで行えば1週間ほどで治癒し、ポケットが深くなることもありません。

　プローブは、必ずしもインプラント用のものでなくても使用可能です。ただし、上部構造の形態や、インプラント体の埋入位置によっては挿入が困難なため、プラスチックプローブが推奨されます。

　なお、歯間ブラシにおいても必ずしもインプラント用である必要はありません。インプラント用の歯間ブラシは金属のワイヤーがコーティングされているため傷つけにくいと言われていますが、通常のものでも問題ありません。大切なことは、機械的な清掃が行われることです。積極的に歯間ブラシを使いましょう。

参考文献　1. Renvert S, Giovannoli JL（著），山本松男，弘岡秀明，和泉雄一（監訳）．Peri-implantitis インプラント周囲炎．東京：クインテッセンス出版，2013．

Q22 インプラント周囲粘膜炎のわかりやすい徴候はありますか？

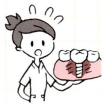

A インプラント周囲粘膜炎の場合、プロービング時に出血があります。通常の歯周病管理と同様に口腔清掃指導を徹底しましょう。

解説：Q21で解説したようにインプラント周囲粘膜炎になると、インプラント周囲に発赤や腫脹があり、プロービング時には出血がみられます。この段階では、歯槽骨の吸収は起きていません。歯科衛生士による口腔清掃指導や機械的なプラークの除去が有効であり[1]、さらなる進行をここで食い止めることが大切です。

日本歯周病学会が267名のインプラント治療を受けた患者を調査した結果では、33.3%の患者がインプラント周囲粘膜炎に、9.7%がインプラント周囲炎に罹患していました[2]。インプラント周囲組織は感染に対する抵抗力が弱いため、定期的なメインテナンスとセルフケアで徹底した管理が重要です。

歯周組織とインプラント周囲組織の違い

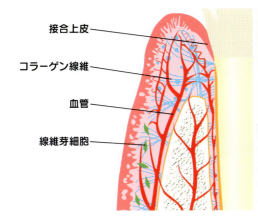
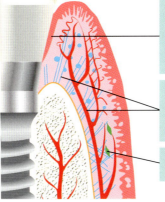

接合上皮
歯と歯肉は接合上皮と歯肉線維により結合しているが、インプラント周囲粘膜は接合上皮と骨面までに約1mm幅の結合組織により接している。

コラーゲン線維・血管
インプラントでは、コラーゲン線維や血管の走行方向が歯周組織と異なる。また、歯根膜由来の血管が存在しない。

線維芽細胞
歯周組織に比べ、線維芽細胞も少ない。

参考文献3より引用改変

参考文献
1. 特定非営利活動法人日本歯周病学会（編）．歯周病患者におけるインプラント治療の指針．東京：医歯薬出版，2009．
2. Ogata Y, et al. Prevalence and risk factors for peri-implant diseases in Japanese adult dental patients. J Oral Sci 2017；59(1)：1-11．
3. Palacci P, Ericsson I（編），村上 斎（訳）．インプラント審美歯科—軟組織と硬組織のマネージメント．東京：クインテッセンス出版，2002．

Q&Aで深める歯科衛生士臨床

Q23 妊婦患者のサポーティブ・ペリオドンタル・セラピーでは、どのようなことに注意したらよいですか？

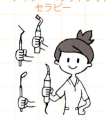

A つわりの影響で十分に歯磨きができなかったり、プラークによる炎症が強く生じ、歯肉が腫れたり出血します（妊娠関連歯肉炎）。そのため口腔清掃指導を重点的に行い、セルフケアを確立してもらいましょう。

解説：重度歯周炎の妊婦は、そうでない妊婦と比べて早産・低体重児出産のリスクが高いことが知られています。歯周治療によって早産・低体重児出産を減らせるかは不明な点が多いですが、口腔清掃指導などの治療を積極的に行って悪いことはありません。この他、妊婦に処置を行う場合は注意が必要です。局所麻酔下でのSRPは、必要な場合には問題なく行えますが、妊娠中期（19～31週ごろ）が望ましいです。

仰向けの時間が長いと下大静脈が圧迫され、仰臥位低血圧症候群を起こす可能性があります。短時間を心がけましょう。また、ユニットは45度程度傾けた半座位がよいでしょう。もし顔面蒼白などの症状が出た場合は、速やかに背中にタオルなどを入れ、左側仰臥位にします。

エックス線写真撮影時の線量は、パノラマ撮影・デンタル撮影ともに胎児への影響は無視できるほどの線量です。防護エプロンを使用してもらうと安心感が増します。

投薬が必要な場合は、絶対に安全な薬はありませんが、胎児への安全性が高い薬を選択する必要があります。薬の危険性よりも有益性が勝る場合には、胎児への影響が少ない薬剤を必要最低限投薬します。局所麻酔も通常量であれば、胎盤を通過しても胎児に影響を与える濃度にはなりません。抗菌薬はペニシリン系やセフェム系、消炎鎮痛薬はアセトアミノフェンが推奨されています。よく歯科治療で使用されているロキソプロフェンは妊娠後期では禁忌なので避けましょう。

仰臥位低血圧症候群を回避するための対応

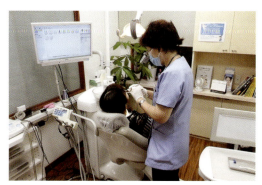

ユニットは、45度程度傾けた半座位が良いでしょう。

参考文献 1. López NJ, Smith PC, Gutierrez J. Periodontal therapy may reduce the risk of preterm low birth weight in women with periodontal disease: a randomized controlled trial. J Periodontol 2002；73（8）：911-924.

Q24 リコール間隔は何を基準に決定しますか？

サポーティブ・ペリオドンタル・セラピー

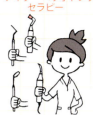

A 残存ポケットやBOP、歯の数などによりリスクを判断し、決定します。BOPは16%未満に保ちましょう。

解説：リコール間隔は、5mm以上のポケットの部位数、プロービング時の出血（BOP）部位の割合、年齢に対する歯槽骨の吸収比、喪失歯数、全身疾患の有無、喫煙状況を元にリスクを判断し決めていきます[1]。そして来院時の検査では、BOPは16%未満なら病状安定とみなします[2]。またプラークコントロールレコード（PCR）は、10%以下が理想ですが、高くても30%以下に保ちましょう[3]。

来院した際に確認することは、歯周組織検査による口腔内の変化だけではありません。全身疾患に罹患したり、服用薬が変化していないか、あるいは家族が要介護になったなどの生活などの変化も毎回把握し、必要であればリコール間隔を短くしてサポートしていきましょう。

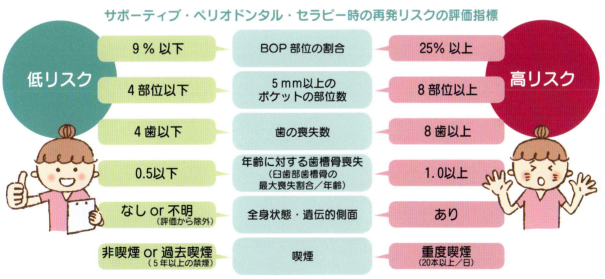

参考文献1より引用改変

参考文献
1. Lang NP, Tonetti MS. Periodontal risk assessment (PRA) for patients in supportive periodontal therapy (SPT). Oral Health Prev Dent 2003；1(1)：7-16.
2. Lang NP, Joss A, Orsanic T, Gusberti FA, Siegrist BE. Bleeding on probing. A predictor for the progression of periodontal disease? J Clin Periodontol 1986；13(6)：590-596.
3. 木下四郎，渡辺 久，米良豊常，北村 滋，小林 誠，長田 豊，和泉雄一，小鷲悠典，野口俊英，石川 烈．メインテナンスに於ける好ましいプラークコントロールの程度について．日歯周病会誌 1981；23(3)：509-517.

Q&Aで深める歯科衛生士臨床

Q25 歯周病の原因としてどんな細菌が関与していますか？

A *Porphyromonas gingivalis*、*Treponema denticola*、*Tannerella forsythia*などの歯周病原細菌が鍵となって関与しています。

解説：1950年代は歯肉縁上のプラークの量が原因となる非特異細菌説が主流でした。その後1970年代にはある特定の細菌が原因となる特異細菌説が主流となりました。そして1998年にSocransky（ソクランスキー）が歯周炎に関連している細菌を色分けし、特にred complexが強く影響していると提唱しました。時代は流れ、近年では、炎症と免疫応答の調和がとれている状況に鍵となる病原菌（*P.g.*など）が定着するとバランスが崩れ、歯周炎が進行するというPSD（polymicrobial synergy and dysbiosis）が提唱されています。

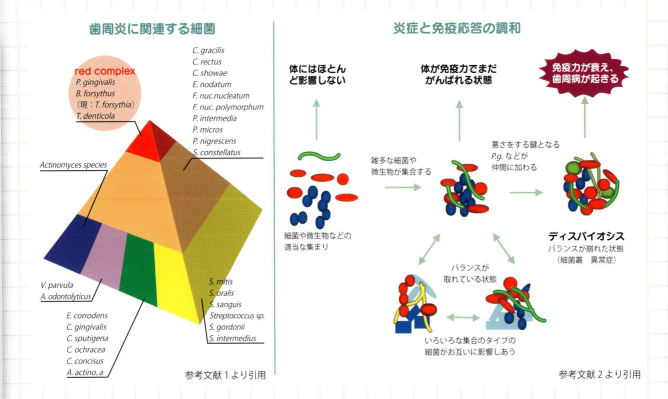

参考文献1より引用　　　　参考文献2より引用

参考文献
1. Socransky SS, Haffajee AD. Dental biofilms: difficult therapeutic targets. Periodontol 2000 2002；28：12-55.
2. Hajishengallis G, Lamont RJ. Beyond the red complex and into more complexity: the polymicrobial synergy and dysbiosis (PSD) model of periodontal disease etiology. Mol Oral Microbiol 2012；27(6)：409-419.

医療機器や器具の滅菌・消毒法に基準はありますか？

 スポルディングの分類が広く用いられています。

スポルディングの分類

参考文献1より引用改変

リスク分類	対象の考え方	器材（例）	処理分類
クリティカル器材（高度リスク）	無菌の組織や血管系に挿入する、もしくは皮膚や粘膜を貫通する器材	●手術用機器 ●インプラント器材 ●針 ●ハンドピース	●滅菌 ●加熱洗浄処理後、高圧蒸気滅菌（耐熱性） ●非耐熱性は洗浄後、低温滅菌
セミクリティカル器材（中等度リスク）	粘膜または創傷のある皮膚に接触する医療器具	●人工呼吸器回路 ●麻酔関連器材 ●内視鏡	●高レベル消毒 ●高圧蒸気滅菌（耐熱性） ●低温滅菌（非耐熱性）
		●体温計（口腔用・直腸用）	●中または低レベル消毒
ノンセミクリティカル器材（低度リスク）	医療機器表面	●モニター類	●あらかじめドレープでカバー ●清拭清掃
	直接接触しない、もしくは傷の無い皮膚に接触する用具（粘膜には非接触）	●血圧計 ●聴診器	●低レベル消毒 ●アルコール清拭
	ほとんど手が触れない	●床面	●定期清掃、汚染時清掃
		●壁面 ●カーテン	●汚染時清掃または洗浄
	頻繁に手が触れる	●ドアノブ ●テーブル	●1日1回以上の定期清掃または定期消毒

解説：感染症を有する患者がすべて自己申告するとは限りません。ゆえに患者に使用した機器・器具は、その患者の感染症の有無に応じて処理方法を変更するのではなく、標準予防策（スタンダードプリコーション）の考え方に基づき、それがどのように使用されるのかを考え、洗浄・消毒・滅菌を組み合わせて処理方法を選択します。

　E.H.Spauldingは、医療機器使用時における感染リスクを、上記の3つに分類しました。「スポルディングの分類」と呼ばれるこの分類法は、アメリカ食品医薬品局（FDA）やアメリカ疾病予防管理センター（CDC）などをはじめとする多くの機関で、医療器具の滅菌・消毒の基準として広く用いられています。

洗浄	消毒	滅菌
対象物からあらゆる異物（汚染・有機物など）を除去すること	対象とする微生物を、感染症をひき起こしえない水準まで殺滅、または減少させる処理方法	すべての微生物を対象として、それらをすべて殺滅または除去する処理方法

参考文献　1. Rutala WA. APIC guideline for selection and use of disinfectants. 1994, 1995, and 1996 APIC Guidelines Committee. Association for Professionals in Infection Control and Epidemiology, Inc. Am J Infect Control 1996；24(4)：313-342.

監修・著者略歴 （五十音順）

和泉雄一 Yuichi Izumi

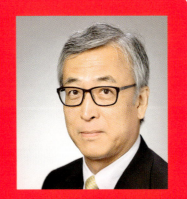

- 1979年　東京医科歯科大学歯学部卒業
- 1983年　東京医科歯科大学大学院歯学研究科（歯科保存学専攻）修了
- 1983年　歯学博士号取得
- 1987年　ジュネーブ大学医学部歯学科客員講師
- 1992年　鹿児島大学歯学部歯科保存学講座2助教授
- 1999年　鹿児島大学歯学部歯科保存学講座2教授
- 2007年　東京医科歯科大学大学院医歯学総合研究科教授（歯周病学分野）
- 2014年　東京医科歯科大学副理事

現在　日本歯周病学会前理事長・歯周病専門医・指導医、日本歯科保存学会理事・保存治療専門医・指導医、日本再生医療学会代議員、日本口腔インプラント学会代議員

佐藤秀一 Shuichi Sato

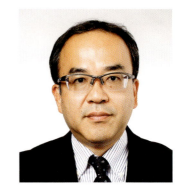

- 1988年　日本大学歯学部卒業
- 1990年　日本大学助手（歯学部歯科保存学第Ⅲ講座）
- 1995年　歯学博士号取得
- 2004年　日本大学専任講師（歯学部歯科保存学第Ⅲ講座）
- 2006年　ミシガン大学歯学部歯周病学講座大学院留学
- 2013年　日本大学准教授（歯学部歯科保存学第Ⅲ講座）
- 2015年　日本大学教授（歯学部歯科保存学第Ⅲ講座）

現在　日本歯周病学会理事・歯周病専門医・指導医、日本歯科保存学会理事・保存治療専門医・指導医、米国歯周病学会 International Member

岩野義弘 Yoshihiro Iwano

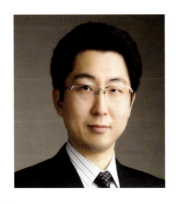

- 1999年　新潟大学歯学部卒業
- 1999年　日本大学歯学部歯科保存学第Ⅲ講座入局
- 2001年　日本大学歯学部歯科保存学第Ⅲ講座歯学部助手
- 2002年　日本大学歯学部歯科保存学第Ⅲ講座専修医
- 2012年　歯学博士号取得
- 2012年　岩野歯科クリニック開院
- 2014年　日本大学歯学部兼任講師（歯科保存学第Ⅲ講座）

現在　日本歯周病学会歯周病専門医・指導医、日本口腔インプラント学会代議員・専門医、米国歯周病学会会員、OJ正会員、日本臨床歯周病学会会員、日本インプラント臨床研究会サイエンス委員会委員長

髙山忠裕 Tadahiro Takayama

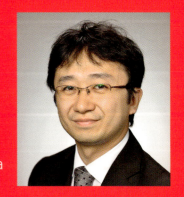

- 2001年　日本大学歯学部卒業
- 2005年　日本大学大学院歯学研究科歯科臨床系（歯周病学）専攻修了
- 2005年　歯学博士号取得
- 2005年　日本大学歯学部ポストドクトラルフェロー
- 2007年　日本大学歯学部専修医（歯科保存学第Ⅲ講座）
- 2010年　日本大学助教（歯学部歯科保存学第Ⅲ講座）
- 2012年　ニューヨーク大学歯学部客員研究員

現在　日本歯周病学会歯周病専門医・指導医、日本歯科保存学会会員、日本口腔インプラント学会会員、米国歯周病学会会員

武田朋子
Tomoko Takeda

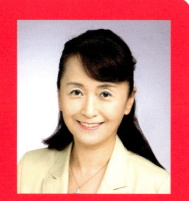

1981年	東京歯科大学歯学部卒業
1987年	東京都狛江市にてともこデンタルクリニック開院
1998年	東京都下北沢へ移転
2005年	ニューヨーク大学CECプログラム終了
2007年	ISCD (international CEREC trainer) 取得
現在	日本臨床歯周病学会専務理事・認定医、日本歯周病学会歯周病専門医、日本口腔インプラント学会会員、日本顎咬合学会会員、米国歯周病学会会員

松浦孝典
Takanori Matsuura

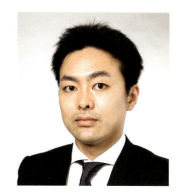

2010年	東京医科歯科大学歯学部卒業
2011年	東京医科歯科大学歯学部附属病院臨床研修プログラム修了
2012年	東京医科歯科大学歯学部附属病院歯科レジデント修了
2015年	東京医科歯科大学大学院医歯学総合研究科（歯周病学専攻）修了
2015年	歯学博士号取得
2015年	東京医科歯科大学歯学部附属病院歯周病外来医員
現在	日本歯周病学会認定医、日本歯科保存学会認定医、日本再生医療学会会員、米国歯周病学会会員

水谷幸嗣
Koji Mizutani

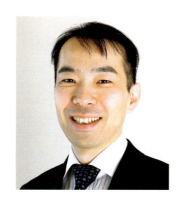

2002年	東京医科歯科大学歯学部卒業
2006年	東京医科歯科大学大学院医歯学総合研究科（歯周病学専攻）修了
2006年	歯学博士号取得
2008年	東京医科歯科大学歯学部附属病院歯周病外来医員
2010年	ハーバード大学医学部ジョスリン糖尿病センター リサーチフェロー
2012年	東京医科歯科大学大学院医歯学総合研究科 歯周病学分野助教
現在	日本歯周病学会歯周病専門医・指導医、日本レーザー歯学会専門医、日本歯科保存学会保存治療専門医、日本口腔インプラント学会会員、米国歯周病学会会員

村上惠子
Keiko Murakami

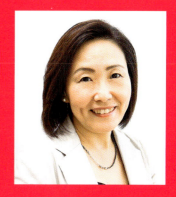

1986年	カルフォルニア州立セリトス短期大学　歯科衛生士科卒業
1986年	Henry Takei/Gary Kitazawa歯周専門歯科医院勤務
1989年	有楽町歯科医院勤務
1990年	村上歯科医院
現在	日本歯周病学会会員・認定歯科衛生士、日本臨床歯周病学会会員・認定歯科衛生士、日本顎咬合学会会員・認定歯科衛生士・指導歯科衛生士

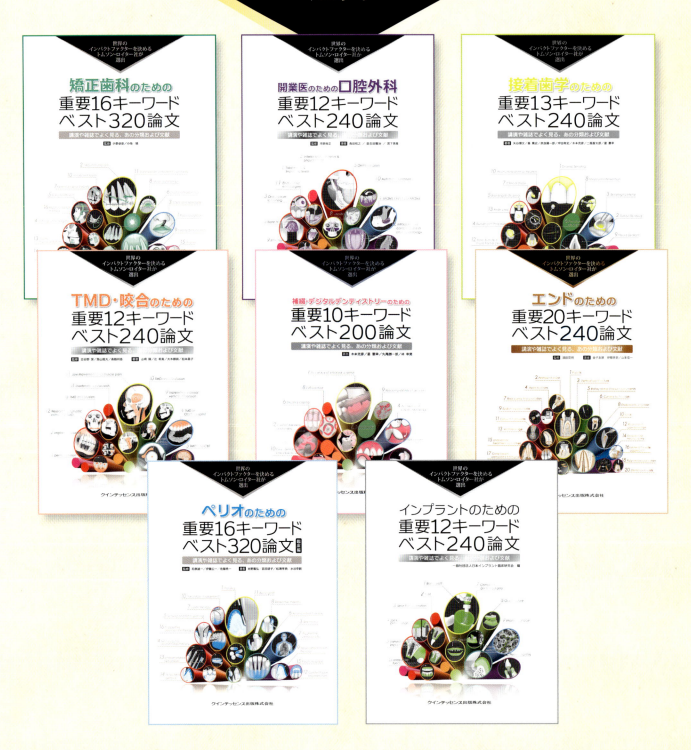

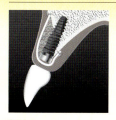

インプラントのための
重要12キーワード
ベスト240論文

一般社団法人日本インプラント臨床研究会［編］
井汲憲治／岩野義弘／笹谷和伸／佐藤博俊／
武田朋子／田中讓治／笛木　貴／水口稔之／
若井広明［編集委員］

A4判変型　160ページ　本体 7,000 円（税別）
モリタ商品コード：208050602

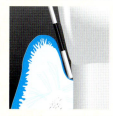

ペリオのための
重要16キーワード
ベスト320論文 臨床編

和泉雄一／伊藤公一／佐藤秀一［監修］
岩野義弘／武田朋子／松浦孝典／水谷幸嗣［著］

A4判変型　208ページ　本体 9,000 円（税別）
モリタ商品コード：208050678

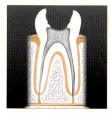

エンドのための
重要20キーワード
ベスト240論文

須田英明［監修］
金子友厚／伊藤崇史／山本信一［著］

A4判変型　176ページ　本体 8,000 円（税別）
モリタ商品コード：208050688

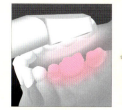

補綴・デジタルデンティストリーのための
重要10キーワード
ベスト200論文

木本克彦／星　憲幸／丸尾勝一郎／林　幸男［著］

A4判変型　144ページ　本体 7,000 円（税別）
モリタ商品コード：208050699

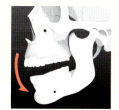

TMD・咬合のための
重要12キーワード
ベスト240論文

古谷野潔／築山能大／桑鶴利香［監修］
山﨑　陽／辻　希美／大木郷資／松本嘉子［著］

A4判変型　168ページ　本体 8,000 円（税別）
モリタ商品コード：208050730

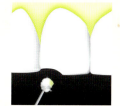

接着歯学のための
重要13キーワード
ベスト240論文

矢谷博文／峯　篤史／奈良陽一郎／坪田有史／
木本克彦／二瓶智太郎／星　憲幸［著］

A4判変型　192ページ　本体 9,000 円（税別）
モリタ商品コード：208050788

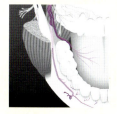

開業医のための口腔外科
重要12キーワード
ベスト240論文

河奈裕正［監修］
角田和之／莇生田整治／宮下英高［著］

A4判変型　160ページ　本体 7,000 円（税別）
モリタ商品コード：208050796

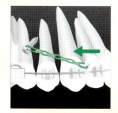

矯正歯科のための
重要16キーワード
ベスト320論文

小野卓史／小海　暁［監修］

A4判変型　204ページ　本体 9,000 円（税別）
モリタ商品コード：208050799

クインテッセンス出版株式会社
http://www.quint-j.co.jp/

〒113-0033 東京都文京区本郷3丁目2番6号　クイントハウスビル　TEL. 03-5842-2272（営業）　FAX. 03-5800-7592　e-mail mb@quint-j.co.jp

クインテッセンス出版の書籍・雑誌は、歯学書専用通販サイト『歯学書.COM』にてご購入いただけます。

PCからのアクセスは…
歯学書　検索

携帯電話からのアクセスは…
QRコードからモバイルサイトへ

QUINTESSENCE PUBLISHING
日本

歯科衛生士のためのペリオ・インプラント　重要12キーワード　ベスト240論文
世界のインパクトファクターを決めるトムソン・ロイター社が選出

2017年12月10日　第1版第1刷発行

監　　修	和泉雄一 / 佐藤秀一
著　　者	岩野義弘 / 髙山忠裕 / 武田朋子 / 松浦孝典 / 水谷幸嗣 / 村上惠子
発 行 人	北峯康充
発 行 所	クインテッセンス出版株式会社

東京都文京区本郷3丁目2番6号　〒113-0033
クイントハウスビル　電話(03)5842-2270(代表)
　　　　　　　　　　　 (03)5842-2272(営業部)
　　　　　　　　　　　 (03)5842-2276(編集部)
web page address　http://www.quint-j.co.jp/

印刷・製本　サン美術印刷株式会社

©2017　クインテッセンス出版株式会社　　　　　禁無断転載・複写
Printed in Japan　　　　　　　　　　　　　　　　落丁本・乱丁本はお取り替えします
ISBN978-4-7812-0589-2　C3047　　　　　　　　定価はカバーに表示してあります